心とからだの健康教室
～ストレスと病気のガイドブック～

横浜労災病院 勤労者メンタルヘルスセンター
桃谷裕子　山本晴義　共著

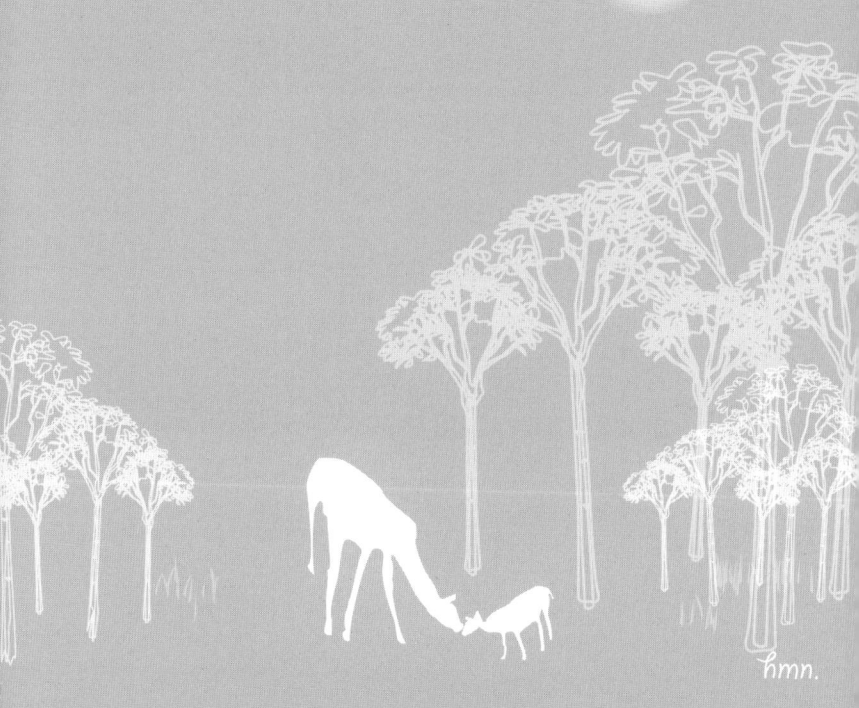

株式会社 新興医学出版社

序　文

　最近の調査によれば、国民の過半数がストレスを感じながら生活をしており（内閣府、2008 年）、勤労者の約 6 割が仕事に関する強い不安やストレスなどを感じている（厚生労働省、2007 年）と回答しています。ただし、これらの結果は、昨今の世界的な大不況の影響を受ける以前のものですので、現在ではその数はさらに増えていることでしょう。

　これらのストレスによって引き起こされる問題は、心身両面にさまざまな形で現れます。心と身体は切り離して考えることができませんので、心身両面から健康管理を行っていくことが必要です。また、身体の問題と同様に、心の問題も早期発見・早期対応が回復の早道です。ところが、心の問題となると、その専門の診療科（精神科や心療内科）を受診したり、専門家（臨床心理士など）に相談する人がまだ少ないというのが現状です。このような受診や相談を阻む（受診や相談が遅れる）理由として、「ひとりでに改善すると思っていた」「治療に効果があるとは思わなかった」「どこに行けばよいか、誰に診てもらえばよいかわからなかった」といった心の病気に関する知識の少なさや受診・相談に関する情報の不足などが挙げられています（厚生労働科学研究、2004～2006 年）。

　こうした背景を踏まえ、この本では、まずストレスが何であるのか、ストレスからストレス病がどのように引き起こされるのか、そしてそれがどのような病気であり、どこ

でどのような治療が行われるのか、さらに家族や周りの人がどのように対応したらよいのかなどについて、最近の話題も織り込んで解説しています。ストレス病には、最近メディアでも取り上げられている「うつ病」をはじめ、これまで注目されてこなかったものの実は患者数が多い「社交不安障害」（神経症）、最近患者数が増えている「過敏性腸症候群」（心身症）などを取り上げています。特にうつ病は、誰でもかかり得る身近な病気ですが、自殺を引き起こしたり、長期欠勤の原因になるなど、個人を超えて社会の問題としても注目されています。こうしたストレス病の予防や治療には、家族や周りの人たちのサポートが大きく影響します。悩んでいる本人だけでなく、家族や周りの人たちも、病気を正しく理解し、協力して病気と向き合っていくことが大切です。どうぞ「焦らず、あきらめず、（治療を）怠らず」の姿勢で取り組んでください。

　姉妹書の『メンタルサポート教室〜ストレス病の予防と治療のためのアプローチ〜』（新興医学出版社）では、ストレス病の予防・治療法や自分でできる対処法を具体的に紹介しています。自分でできる対処法を普段から練習して身につけておくとよいでしょう。自分で対処できるという気持ちもまた、ストレスを和らげるのに役立ちます。

　この本が、ストレス病にかかったときのための情報源としてだけでなく、ストレス病にかからないための情報源としても、お役に立てるならばこのうえない幸せです。

2009年11月　桃谷裕子、山本晴義

目　次

第Ⅰ章　ストレスとは

1. ストレスは人生のスパイス …………………………3
2. ストレスって何？ …………………………6
3. いろいろなストレッサー …………………………7
4. ストレス状態に陥りやすい性格・行動パターン …10
5. ストレス反応は心・身体・行動に現れる …………11
6. 医学的観点から見たストレス理論 …………………13
7. 心理学的観点から見たストレス理論 …………………22
8. いろいろなストレス病 …………………………24
9. ストレス病かなと思ったら、早めの受診が回復への近道 …………………………26
10. 家族のサポート …………………………27

第Ⅱ章　ストレス病（ストレス関連疾患）〜うつ病〜

1. うつ病とは …………………………33
2. うつ病は気分障害の一つ …………………………36
3. どうやって気分を評価する？ …………………………37
4. うつ病はどうして起こる？ …………………………43
5. 喪失体験がうつ病のきっかけになる …………………45
6. うつ病になりやすい性格 …………………………46
7. うつ病の症状 …………………………48
8. うつ病のうつ気分と日常のうつ気分の違い …………53
9. うつ病の治療 …………………………54
10. うつ病の再発防止 …………………………59
11. 双極性障害（躁うつ病） …………………………62

12. 軽症うつ病 …………………………………………64
13. 気分変調性障害 ……………………………………66
14. 非定型うつ病 ………………………………………69
15. 現代型うつ病 ………………………………………72
16. 女性のうつ病 ………………………………………74
17. 高齢者のうつ病 ……………………………………77
18. 抗うつ薬 ……………………………………………78

第Ⅲ章 ストレス病（ストレス関連疾患） 〜神経症（不安障害）〜

1. 神経症とは …………………………………………85
2. 神経症の不安と健康範囲内の不安の違い …………87
3. 不安のメカニズム …………………………………89
4. 神経症になりやすい性格 …………………………90
5. パニック障害 ………………………………………91
6. 強迫性障害 …………………………………………94
7. 社交不安障害 ………………………………………100

第Ⅳ章 ストレス病（ストレス関連疾患）〜心身症〜

1. 心身症とは …………………………………………109
2. 心身症になりやすい性格・行動パターン …………111
3. 頭痛（緊張型頭痛、片頭痛）………………………115
4. 過敏性腸症候群 ……………………………………118
5. 胃・十二指腸潰瘍（消化性潰瘍）…………………120

引用・参考文献 …………………………………………125

第I章

ストレスとは

1. ストレスは人生のスパイス

「最近、仕事は忙しいし、人間関係もギクシャクしていて、ストレスがたまる」「毎朝の電車の混雑はストレスになる」など、私たちはストレスという言葉を日常生活の中でごく当たり前のように口にしています。また、ストレスがたまると、イライラしたり、落ち込んだり、不安になったり、気持ちばかりが焦ったりしますし、眠れなくなったり、頭が痛くなったり、胃が痛くなったり、下痢をしたり、風邪を引きやすくなったりするというように、心や身体にさまざまな不調が現れてくることは、多くの人が体験的にご存じのことでしょう。さらには、たまったストレスを解消するために、タバコやお酒の量が増えたり、甘いものを食べ過ぎたり、余計なものを買い過ぎたりという経験もお持ちかもしれません。

ストレスとは昔からあるものですが、現代のように超高速で変化する時代には、現代ならではのストレスも生まれてきています。例えば、急速な変化への対応に過剰なエネルギーを消費したり、大競争の中で人間関係が希薄になり孤独を強いられたり、ワーク（仕事）とライフ（生活）の切り替えがうまくできずに過度の緊張が続いたりなど、さまざまなストレスに曝されていることでしょう。もちろん、昔と同じように、結婚生活や姑との関係、育児、介護、老化、身近な人の死など、ライフサイクル上のストレスもあります。このように、日常生活の中からストレスを

なくすことはできませんし、私たちはストレスを一身に浴びながら生きていくしかないのです。

しかし、ストレスというのは私たちにとって有害なばかりではありません。ストレスが適度であれば、それは私たちを成長させる機会であると考えることができるのです。

カナダの生理学者セリエは、「ストレスは人生のスパイスである（Stress is the spice of life）」という言葉を残しています。適度のストレスは人がより良く生きていくための刺激剤であるというわけです。

図1はストレスと生産性の関係を示したものです。この逆U字型の関係は「ヤーキーズ・ドッドソンの法則」として知られています。ストレスが少ない状態では生産性はあまり上がらず、ストレスが適度な状態ではそれを克服するためにむしろ活発に働き生産性は向上します。さらにストレスが過度に負荷されると、心身が疲弊するとともに

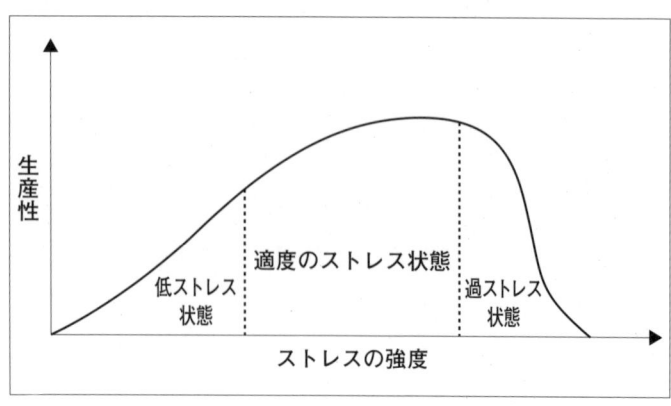

図1　ストレスと生産性

生産性は低下し、心身の不調をきたすようになります。ちょうど良い、適度のストレスが、生産性を向上させ、良好な社会生活を送るためにも、心身ともに健康でいるためにも役立つわけです。そして、そのストレスを克服するための努力の過程は個人の能力を高め、人間としての成長を促します。

　ただ同じストレスを受けても、そのストレスは良くも悪くも働きます。皆さんの周りでも、同じ課題にぶつかったときに、プレッシャーを感じて思い悩む人もいれば、チャレンジするチャンスととらえて能力アップしていく人もいることでしょう。同じストレスが良いストレスになるか、悪いストレスになるかの違いは、そのストレスの量と質、ストレスをどう受け止めるか、ストレスにどう対処するかで決まってきます。つまり、ポジティブに受け取って対処がうまくいくと良いストレスになる可能性は高く、ネガティブに受け取って対処がうまくいかないと悪いストレスになりやすいといえるでしょう。

　私たちが生きている限り、ストレスは必ずあるのですから、ストレスを必要以上に恐れて回避したり、あるいはストレスと闘ってばかりで、結果的に心身のバランスを崩すことになるよりも、ストレスと上手につき合っていくという姿勢が大切になってきます。ストレスと上手につき合う秘訣は、ストレスに対する理解を深め、ストレスの量と質、受け止め方、対処の仕方をうまくコントロールしていくことです。上手につき合えば、悩みの種である悪いストレスも自分が成長できる良いストレスに変えられるかもし

れません。上手につき合うことで、明日への活力も生まれ、私たちの生活はより豊かな楽しいものに変わっていくことでしょう。

2. ストレスって何？

　ストレスという言葉はもともと物理学や工学の分野で使われ、物体の外から加えられた圧力によって歪みが生じた状態のことを表していました。例えば、図2のように、ボールは外から力を加えると歪みます。この外から加えられた力が「ストレッサー」で、ボールの歪んだ状態を「ストレス」といいます。

　前出のセリエは、生体にも外界からの刺激「ストレッサ

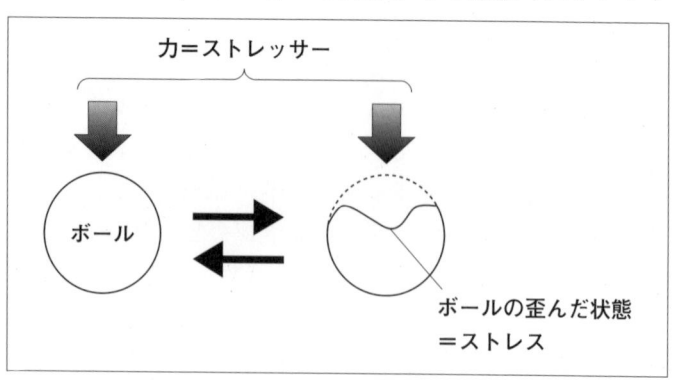

図2　ストレスとは

ー」によって、歪んだ状態「ストレス（状態）」が生じることを確かめました。そして、ストレッサーに対して、この歪んだ状態やそれを元に戻そうとする身体の働きを「ストレス反応」と呼んで区別したのです。つまり、ストレス反応とは、ストレッサーに適応しようとして生体の内部に生じるさまざまな反応であり、周囲の環境に適応しようとする生体の大切な機能なのです。

ただ一般には、ストレッサーとストレス反応の両方を単にストレスと呼ぶことが多いです。例えば、「近所づき合いもストレスになる」というときのストレスは、近所づき合いという心の歪みを生じさせる刺激・原因のこと（ストレス要因）を指していますので、ストレッサーと考えられます。一方、「今日はクレームが多くてストレスがたまったから、景気づけに一杯飲んでパーッと発散しよう」というときのストレスは、心の疲れやイライラなどを意味していますので、ストレス反応といえるでしょう。

3. いろいろなストレッサー

では、ストレッサーにはどのようなものがあるのでしょうか。

ストレッサーの内容は、**表1**のように大きく5つに分類することができます。

表1 ストレッサーの内容とその具体例

内　　容	具　体　例
物理的ストレッサー	温熱、寒冷、痛覚、圧力、光、騒音、混雑など
化学的ストレッサー	薬剤、有害化学物質、環境ホルモン、化学合成物など
生物学的ストレッサー	花粉、細菌、ウイルス、カビなど
身体的ストレッサー	病気、ケガ、過労など
心理社会的ストレッサー	人間関係の葛藤、社会的行動に伴う責任や重圧、将来に対する不安、大切な人の喪失体験、経済的困窮など

　私たちの生活は、このように多種多様なストレッサーに囲まれているわけですが、私たちが一般的にストレスというときには、心理社会的ストレッサーによるものを指しています。

　心理社会的ストレッサーには、主に「ライフイベント」と「デイリーハッスル（日常いらだちごと）」があります。

1）ライフイベント

　ライフイベントとは、人生の中でごくまれにしか経験することがないのですが、多くの人に共通して大きなインパクトを与える出来事をいいます。家族との死別や離婚、大災害、破産などのネガティブなことばかりでなく、結婚や子どもの誕生、入学・卒業などポジティブなことも含まれ、生活が一変してしまうような出来事のことです。

そのような出来事を経験すると、新たな生活環境に再適応するまでに、ある程度の心理的負担がかかります。アメリカの社会心理学者ホームズとレイは、こうした発想に基づいて「社会的再適応評価尺度」を作成しました。そこでは、配偶者が亡くなったときの負担を最高得点の100点として、その他の出来事による負担が相対的に何点になるかを示しています。それによると、結婚は50点です。結婚は、一般的には喜ばしい出来事ですが、新しい結婚生活に適応しなければなりませんので、やはり大変です。こうして1年間のライフイベントの合計得点を出し、その値が高いほどストレス反応は大きくなり、将来病気にかかるリスクが増すとされています。

2) デイリーハッスル

デイリーハッスルというのは、ライフイベントとは対照的に、一つ一つの出来事のインパクトはそれほど大きなものではないのですが、日常生活の中で慢性的に繰り返される、とてもわずらわしい出来事をいいます。デイリーハッスルには、例えば、職場の人間関係、家庭内の不和や育児、近所づき合い、通勤電車の遅れや混雑、交通渋滞などがあります。

デイリーハッスルは、アメリカの心理学者ラザルスらによって定義されたものですが、最近では、大きなライフイベントの有無よりもむしろ、日常生活の中で生じる小さな出来事に対する個人の反応の蓄積のほうが、心身の健康に

はより大きな影響を及ぼすと考えられています。小さな出来事も一つ一つは大したことがなくても、それが持続したり、いくつも重なったりすると克服するのもひと苦労というわけですね。

4. ストレス状態に陥りやすい性格・行動パターン

　一般に、几帳面、神経質、完璧主義、頑固、感受性が強い、周囲に気を遣い過ぎる、柔軟性に乏しいといった性格の人は、ストレスに弱いといわれています。また、仕事人間で、特に趣味も変化もない生活を送っている人は、実はストレスに弱い人が多いといわれます。そういう人は、ストレスを受けたときに気持ちの切り替えができず、ストレスにうまく対処できないという傾向があるからなのです。

　こうした性格・行動パターンを持った人では、ストレス状態に陥りやすい傾向がありますが、性格などは遺伝で決まっている部分が少なくありませんし、環境の影響を受けて形づくられた部分でもそう簡単に変えることはできません。ですから、自分の性格を自覚した上で、現実に自分が直面している問題に対処するとともに、ストレスをためないための対策を行っていくことが、ストレスを上手にコントロールする上では大切になってきます。

5. ストレス反応は
　心・身体・行動に現れる

　ストレス反応とは、本来、ストレッサーに対する生体の防御反応であり、環境の変化に適応していくために必要な身体の機能です。

　そのストレス反応は、心と身体と行動に現れ、相互に関連し合っています。例えば、まず不快な心理的反応と、それに引き続く身体的反応が現れ、それらを解消するためにさまざまな行動的反応が現れるといった具合にです。

　ここでは、一般的に現れやすい反応を心理的反応、身体的反応、行動的反応に分けて述べます。

1）心理的反応

　不安やイライラ、怒り、緊張、過敏、恐怖、焦燥、悲しみ、落ち込みなどが見られます。また、気力や集中力が低下し、仕事や家事の能率も落ちてきます。ひどいときには、強い不安感に襲われ、いても立ってもいられないような気分に陥ることもあります。

　一時的なショックであれば、時間とともに回復し、元の健康な状態に戻るのですが、ストレスが過剰であったり、長期間続いたりすると、「神経症」や「うつ病」などの病的な状態に陥ることもあります。

2）身体的反応

　自律神経系のバランスが崩れ、自律神経失調症状が現れます。具体的には、全身倦怠感、疲労感、首や肩のこり、不眠、頭痛、動悸、めまい、胸の痛み、息苦しさのほかに、食欲不振、胸やけ、吐き気、腹部膨満感、便秘、下痢などの胃腸症状や性欲減退なども見られます。

　また、単に胃が痛むという機能的な症状だけでなく、消化性潰瘍のような器質的な症状が生じる場合もあります。後者は「心身症」といいます。

3）行動的反応

　ストレスを受けると、タバコやアルコールの量が増えたり、食べ過ぎたり、夜更かしになり、生活リズムが乱れるといった変化が見られます。ギャンブルやアルコール、薬物の依存症になってしまう人もいます。また、せかせかと動き回ったり、攻撃的な言動を吐いたり、けんかをふっかけたりする行動に出る人もいます。逆に、消極的になって、外出や人と会うのがおっくうになったり、遅刻や欠勤が多くなったりすることもあります。

　行動的反応は、一時的なストレス解消になることもありますが、次第に生活リズムが乱れて、仕事や勉強の能率が落ちたり、ミスが多くなったり、対人関係が悪くなるなどの問題が起こり、それらがストレッサーとなってさらに不適切な行動をとるようになるといった悪循環に陥りやすい

ので注意が必要です。

6. 医学的観点から見たストレス理論

1) 緊急反応（闘争・逃走反応）

　ストレスと生理機能を総合的に関連づけた最初の研究を行ったのは、20世紀初頭に活躍したアメリカの生理学者キャノンです。

　キャノンは、吠えたてるイヌに興奮しているネコの実験から、ストレスを感じているネコの自律神経系の反応と、それを引き起こしているアドレナリンという物質がネコの血液中に大量に含まれていることを見出しました。

　ネコは興奮状態になると、瞳孔が大きく開き、呼吸や脈拍が増えて血圧が上昇し、血液中のブドウ糖や赤血球の量が増え、脳や筋肉への血管は広がり、毛を逆立て、足の裏には汗をかきました。逆に、消化管の働きは低下し、唾液や胃液の分泌は減りました。これらの反応は何の関連性もなくバラバラに生じたように見えるのですが、それぞれに理由があったのです。

　ネコの瞳孔が大きく開いたのは目の前の敵であるイヌをよく見るためで、呼吸や脈拍が増えるのは酸素を身体の中に取り入れて心臓を力強く動かすためであり、血圧が上がり、血液中のブドウ糖や赤血球の量が増え、脳や筋肉に流

れる血管が広がるのは脳や全身の筋肉に栄養と酸素を送り込むためであり、そして、毛が逆立ったのは自分を大きく見せるためで、足の裏に汗がにじむのはいざというときに足が滑らないために役に立つからだったのです。逆に、消化管の働きが抑えられ、唾液や胃液の分泌が減ったのは、敵と向かい合った緊急の場面で、のんびりと食べ物を消化・吸収していたのでは自分の命にかかわるからだったというわけです。

ネコはイヌに吠えられて、全力でイヌと「闘争」するか、全速力でその場から「逃走」するかの二者択一を迫られる状況にいます。これらの反応はすべて、生き延びるために必要な統一された見事な一連の反応であり、これを「緊急反応（闘争・逃走反応）」と呼びました。

また、このときのネコの血液中にはアドレナリンという物質が大量に含まれていました。アドレナリンというのは、脳内の神経伝達物質でもありますが、副腎髄質から分泌されるホルモンでもあります。アドレナリンは心臓の鼓動を活発にしたり、血圧を上昇させたり、血液中のブドウ糖の量を増やす働きを持っており、交感神経を興奮させます。ネコの身体に起こった一連の反応は、このアドレナリンの働きによるものだったのです。

ネコに起きた反応は、人間にも起こります。恐怖や苦痛、緊張、興奮を伴う緊急事態（例えば、家に泥棒が侵入したとき）では、自分の身体がネコと同様の反応を示すのを経験することでしょう。差し迫ったストレスに対する反応なのです。キャノンはここで、「ストレス」という言葉

を医学分野で最初に用いたといわれています。そして、キャノンのストレス研究はセリエに受け継がれていきます。

2）全身適応症候群（ストレス学説）

　セリエは、どのようなストレッサーであっても生体には同様のストレス反応が起こり、そしてそれには胃・十二指腸潰瘍の発生、胸腺の萎縮、副腎皮質の肥大が共通に起こる3大特徴があるとしています。セリエは、これを「全身適応症候群」と呼び、1936年にイギリスの科学雑誌『ネイチャー』に「ストレス学説」を発表しました。本格的なストレス研究時代の幕が開けたのです。

　全身適応症候群は、時間を追って、①警告反応期、②抵抗期、③疲憊期（はい）という3段階で変化します。

①警告反応期

　生体にストレッサーが加えられた直後の反応であり、アドレナリンが分泌され、交感神経が活発になることによってストレッサーに対処していく過程です。ショック相と反ショック相の2つの時期に分けられます。

●ショック相

　ストレッサーによるショックから、体温や血圧や血糖値の低下、神経系の活動の低下、筋緊張の低下、急性胃腸管びらんなどが生じます。ストレッサーがあまりにも強いと、そのまま死亡することもあります。

● 反ショック相

　ショック相とは反対に、ストレッサーに対処しようとして、交感神経が活発になり、副腎皮質ホルモン（その代表的なホルモンはコルチゾールです。ストレスホルモンとして知られています）が分泌され、副腎の軽度の肥大、体温や血圧や血糖値の上昇、神経系の活動の上昇、筋緊張の上昇などの反応が起こります。この時期の反応は、先の緊急反応と非常によく似ています。

　この時期には、直面しているストレッサーに対する抵抗力ばかりでなく、他のストレッサーに対する抵抗力も増加します。

②抵抗期

　引き続き同じストレッサーに曝され続けると、そのストレッサーに対する抵抗力が増加し、生体が一定の安定した適応状態を示します。副腎皮質ホルモンの分泌が活発になり、副腎皮質は肥大し、いったん減少した体重も回復します。

　しかし、この時期には、他のストレッサーに対する抵抗力は減少していますので、新たに他のストレッサーに曝されるとダメージは大きいものとなります。

③疲憊期

　さらに同じストレッサーが持続すると、生体は耐え切れなくなり破綻してしまいます。体温の低下、胸腺の萎縮、副腎皮質の機能低下、体重の減少といったさまざまな障害

が起こります。最悪の場合には、死に至ることもあります。

3) 自律神経系と内分泌系と免疫系

　キャノンの緊急反応はストレッサーに対する自律神経系の反応に、セリエのストレス学説はストレッサーに対する内分泌系の反応に、主に注目したものでした。

　自律神経系の反応では、緊急反応の際に自律神経の末端からノルアドレナリンが分泌され、交感神経を刺激します。交感神経が活発になれば、内臓の一つである副腎髄質も刺激され、その結果、アドレナリンが大量に分泌されます。そして、アドレナリンは、心臓に働きかけて血圧や心拍数を高めて、交感神経の興奮状態を持続させる役割を果たします。つまり、ノルアドレナリンの働きで交感神経が活発になり、内分泌系のアドレナリンの分泌を促し、また交感神経の働きが持続することになります。

　一方、内分泌系の反応では、脳下垂体からのホルモンの刺激を受けて、副腎皮質からコルチゾールが分泌されます。身体はコルチゾールを分泌することで、全身の抵抗力を高め、ストレッサーに対抗しています。しかし、その一方で、コルチゾールは免疫系の機能を抑制します。血液中のコルチゾールのレベルは、急性のストレス状態では調節されますが、慢性のストレス状態では高い状態が続くため、免疫力は低下してしまいます。

　緊急反応というのは、緊急事態で危険から身を守るため

に生体に備わっているもので、私たちが生き延びるために大切な機能です。現代社会においても、何かに挑戦したり、闘ったりする必要があるときには、生体は見事にこの機能を果たしてくれます。

ところが、日常の社会生活を営むうえでは、本能のままに行動できないという面があります。例えば、上司や同僚との関係がうまくいかず、ストレスを感じたとしても、相手を殴るわけにも、仕事を辞めるわけにもいきません。いずれを選んでも、明日からの生活が成り立たなくなるおそれがあることを知っているからです。

このように生き延びるために備わっている本能的な行動が抑えられると、怒りや恐怖といった情動に伴う緊張はその出口を塞がれてしまいます。そのため、いつまでも緊張が続き、それにじっと耐えることになります。それでも頑張って会社という環境に適応しようとすることで、ますますストレスがたまります。この状態が続くと、身体の内部では副腎皮質ホルモンが出続け、交感神経が優位になっている状態が維持されますので、身体は常に緊急事態に備えているようなもので休めないままになるのです。こうなると、いつも血圧や血糖値が高いままになって高血圧症や糖尿病になったり、さらには心筋梗塞や脳梗塞を引き起こしたりします。免疫力は低下します。このような状況では、本来、自分を守り環境に適応するためのストレス反応が、自分を病気にする反応に変わってしまうのです。

4) ホメオスタシスの破綻

　ストレスによってどうして病気が引き起こされるのか、もう少し詳しく見ていきましょう。

　私たちの身体には、何らかの異常が発生すると、それを解消して本来あるべき状態に回復させる力が備わっており、それによって身体の内部は常に一定のバランスが保たれています。キャノンは、これを「ホメオスタシス（恒常性）」と名づけました。外の暑さや寒さにかかわらず、私たちの身体の体温が36℃前後に維持されていたり、食後に血糖値は一時的に上昇するものの、まもなく平均的なレベルまで低下してきたりするのも、ホメオスタシスが正常に働いているからなのです。このようにホメオスタシスは、ストレッサーに対してその都度適切に反応して生理状態を一定に保つように働いているもので、私たちの身体が環境に適応するために必要な「生体防御システム」なのです。

　ホメオスタシスは、**図3**に示すように、間脳の視床下部を中心とする自律神経系と内分泌系と免疫系の3つの系の働きによって支えられています。3つの系は、それぞれの中で情報を伝達するためのメッセンジャーを持っています。自律神経系では神経伝達物質、内分泌系ではホルモン、免疫系ではサイトカインがそうです。これら3つの系は、これらのメッセンジャーを介して互いに情報交換することによって、全体として協調しながらホメオスタシスを維持しています。

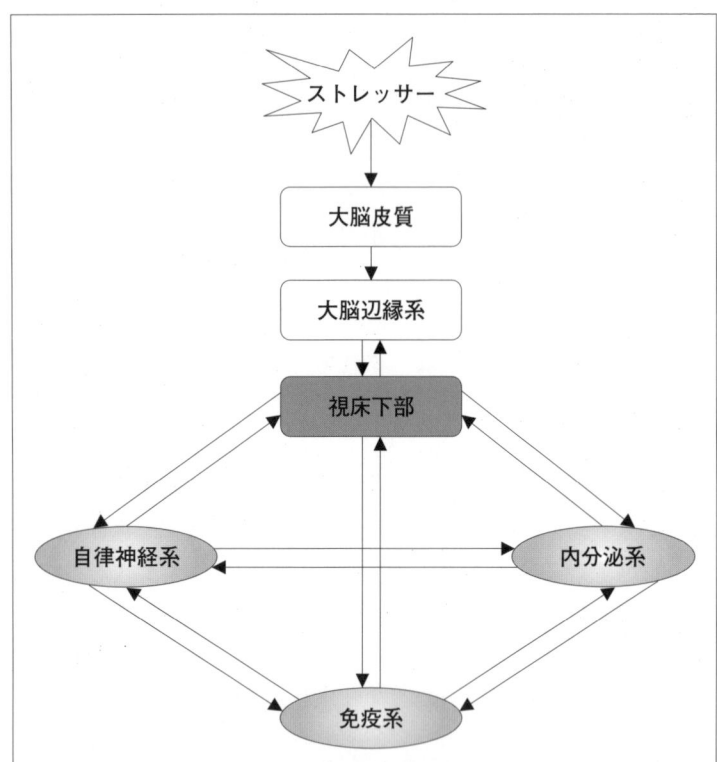

図3 ホメオスタシスをつかさどる3つの系のかかわり合い
(大村 裕,堀 哲郎:脳と免疫―脳と生体防御系との関わりあい(ブレインサイエンス・シリーズ10).共立出版,1995.より作成)

このように、環境に適応するホメオスタシスの働きによって、通常、私たちの身体は自動的にちょうど良い健康な状態に保たれているのですが、ストレス状態が長く続くと、この微妙なバランスが崩れて、自動的には立て直せな

い病気の状態になってしまうのです。

　これは、次のようなメカニズムで説明されます。

　外部からストレッサーが加わると、まず大脳（大脳皮質、大脳辺縁系など）を経て間脳の視床下部がこれを感知し、自律神経系と内分泌系にストレッサーに対処するよう指令を伝えます。この指令を受け、自律神経系は身体の各器官に働きかけて呼吸や血圧を一定に保ちます。内分泌系は内分泌腺に働きかけて全身のホルモンバランスを保ち、内臓の働きや新陳代謝を活発にさせます。さらに、自律神経系と内分泌系の働きによって免疫系の働きが促され、全身の抵抗力を高めます。

　ところが、強いストレッサーが加わったり、その状態が長く続いたりすると、視床下部がダメージを受けて自律神経系や内分泌系に指令をうまく伝えられなくなります。すると、自律神経系や内分泌系の働きに乱れが生じます。それによって呼吸や血圧などを一定に保つ働きが不安定になり、全身のホルモンバランスも正常に保てなくなり、内臓の働きや新陳代謝も不活発になります。自律神経系や内分泌系の働きが乱れると、さらに免疫系の働きにも乱れが生じて、身体の抵抗力が弱まります。身体に不調が起こると、内分泌系からホルモンが、免疫系からサイトカインがそれぞれ過剰に分泌されて視床下部に伝わるため、さらに視床下部にダメージを与え、全身の不調を一層強めてしまうという悪循環が生じます。

　こうしてストレスによって、それぞれの系がうまく働かなくなると、これら3つの系の協調機能も崩れ、ついには

ホメオスタシスが保てなくなって破綻してしまいます。その結果として、身体にさまざまな障害が起こってきます。つまり、ホメオスタシスが破綻した状態こそが病気（ストレス病）であると考えられています。

また、視床下部は、人間の三大欲求といわれる食欲と睡眠欲と性欲のほかに、情動とも深くかかわっています。そのため、強いストレッサーを受けたり、その状態が続いたりすると、食欲不振や不眠、性欲減退が起きたり、気分が不安定になったりするのです。

このように、ストレス状態が持続するとさまざまな身体的反応が現れますが、同時に、心理面でも多様な反応が認められるようになることは、先にも述べたとおりです。

キャノンやセリエによるストレス理論は、医学的・生物学的な観点からのものでした。しかし、このようにストレス状態では身体的な反応だけでなく、多様な心理的な反応が見られることを考えると、ストレスを理解し、それに上手に対処していくには、次のような心理学的な観点から見ることも必要となってきます。

7. 心理学的観点から見たストレス理論

前出のラザルスらは心理学的観点からストレス理論を展

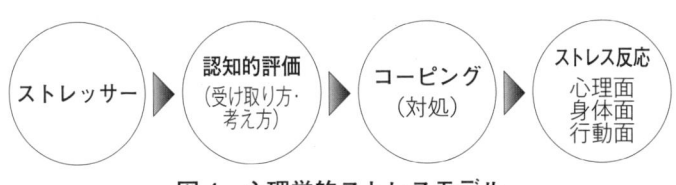

図4 心理学的ストレスモデル

開しました。このストレス理論は、同じストレッサーが加わればー定のストレス反応が起きるという単純な関係ではなく、ストレス反応の程度には個人差があるというものです。これは外部からのストレッサーの量と質だけではなく、ストレッサーに対する認知的評価（受け取り方・考え方）とコーピング（対処）という個人要因も合わさって、ストレス反応の大小が決まるからなのです。このプロセスを簡易的に表したのが図4です。

認知的評価というのは、人がある出来事や状況をどう受け取るかということです。そこにはその人の性格や価値観など、その人の生き方や経験、記憶などが反映されています。例えば、重要なプロジェクトを任されたとき、ある人は「負担だ。自分にはできっこない」と受け取り、また別のある人は「チャンスだ。ここは腕の見せ所」と受け取ったとします。この場合、前者のほうが後者よりも明らかにストレス反応は大きくなります。

そして、この認知的評価に引き続いてコーピングが行われます。コーピングとは、ストレスを感じたときに、状況を改善したり不快な気持ちを鎮めるために、どう考え、どう行動するかということです。例えば、先の例では、前者

のようにネガティブに評価する人は、飲みに行って忘れようとしたり、何らかの理由をつけてその仕事を避けようとするなど、問題解決に背を向け放置しようとするかもしれません。他方、後者のようにポジティブに評価する人は、その仕事に関係した情報を集めたり、積極的に対策を考えたり、先輩や同僚に相談して知恵をもらったりなど、問題を解決しようとするかもしれません。この場合も、前者のほうがストレス反応は大きくなるでしょう。

このように、認知的評価とコーピングの仕方によって、その後に起こるストレス反応の程度は異なってきます。

そして、先にも述べたように、ラザルスは、ライフイベントのような大きな出来事でなくても、このようなデイリーハッスルと呼ばれる日常の些細な出来事（人間関係のトラブル、通勤の混雑、仕事や勉強がうまくいかないなど）の積み重ねの持続が心身の健康に悪影響を与えると考えたのです。

8. いろいろなストレス病

主なストレス病を**表2**に示しました。たくさんの病気や病態がストレスと関連していることがわかると思います。身体の不調があって内科などで検査をしても異常が見つからず、それでも症状が長引く場合には、心に原因があ

表2 主なストレス病

神経性嘔吐	摂食障害
上腹部不定愁訴症候群	頭痛(片頭痛、緊張型頭痛)
胃・十二指腸潰瘍	痙性斜頸
慢性膵炎	書痙
過敏性腸症候群	眼瞼痙攣
潰瘍性大腸炎	慢性疼痛
本態性高血圧	慢性関節リウマチ
心筋梗塞	原発性緑内障
狭心症	メニエール症候群
パニック障害	顎関節症
心臓神経症	更年期障害
過呼吸症候群	自律神経失調症
気管支喘息	神経症
アトピー性皮膚炎	不眠症
慢性蕁麻疹	アルコール・薬物依存症
円形脱毛症	インポテンツ
甲状腺機能亢進症	うつ状態
糖尿病	その他(慢性疲労症候群、不登校、職場不適応症など)
単純性肥満	

(河野友信,石川俊男(編):ストレスの事典.朝倉書店,2005.)

る可能性があります。また、気分の落ち込みや不安、イライラなどの症状があまりにも辛いときや長く続くときには、心のストレス病(ストレス関連疾患)を疑ってみるとよいでしょう。もしこれらの病気にストレスが関係していると判断された場合には、身体の治療とともに、ストレス状態の改善も行っていく必要があります。

9. ストレス病かなと思ったら、早めの受診が回復への近道

　心のストレス病を診る専門の診療科は、心療内科と精神科です。心療内科は内科に含まれる診療科で、心が原因で身体に症状が出る心身症を中心に、神経症やうつ病などを診ます。精神科では神経症やうつ病、統合失調症などを診ます。両科にまたがる病気も多く、自分の症状がどちらの科にかかったらよいかわからない場合もあります。そのような場合、身体の症状が主なときには心療内科、心の症状が主なときには精神科と考えるとよいでしょう。

　厚生労働省の医療施設動態調査によれば、心療内科は1996年に117施設が新設されて以来、年々増加し、2007年には574施設と約5倍に増えています。精神科も同じ11年間に1,329施設から1,530施設になり増える傾向を示しています。このように、ストレス病の患者さんの増加とともに、社会の体制も整備されてきています。

　心のストレス病は、自分で何とかしなければと一人で抱えこまず、早めに専門医（心療内科医や精神科医）に相談することが回復への近道です。

10. 家族のサポート

　家族はストレス病の発見者であるとともに治療の大事な支援者でもあります。家族の対応によっては、病気が良くも悪くもなります。
　対応のポイントとして、以下のことがあります。

1) 病院に付き添い、病気や治療について専門医からきちんと説明を受けましょう

　本人が自分の不調に気づいていても、どうすればよいのか、病院へ行くべきかどうかわからないといった状態になっていることがあります。また、本人は気づかず、家族や周りの人が本人のいつもと違う様子に気づくこともあります。治療のために病院へ行くことを勧めるときには、「調べてみたら隣駅に○○というクリニックがあったから、来週の月曜日に一緒に行ってみようか？」と、場所や日時をできるだけ具体的に提案してあげると受診しやすくなります。さらに付き添うことを伝えることで、安心して病院に行く気持ちにもなれます。
　病院に付き添えば、病気のために考える力が低下している本人に代わって家族が医師に症状を伝えることができますし、家族も一緒に医師の説明を受けることができます。治療に当たっては、本人ばかりでなく家族も病気や治療に関する正しい知識を持つことが治療をスムーズに進めるうえで重要になります。

2) 家族は気長に支える気持ちで焦らないようにしましょう

　回復を焦らず、医師の指示に従って、根気よく治療に向き合うことが大切です。本人も気持ちが焦ると、「怠けていてはダメだ」と考えて、無理に動こうとしがちになります。しかし、心身が疲れているときにはゆっくり休んだり、楽しめそうなことをしたりすることも必要です。心身ともにゆっくりと休んでリフレッシュするように本人に伝えましょう。話をゆっくり聞いて、家族が手伝えることは手伝い、家族自身が気長に支える気持ちで焦らず、本人ができるだけ心身ともに休めるようにしてあげましょう。

　また、本人は早く楽になりたくて結論を急ぎがちにもなります。しかし、病気のときは客観的な判断ができないことが多いですので、重大な決定は症状が良くなるまで先延ばしにしてもらいます。

3) 本人の辛い、苦しい気持ちを受け止めて共感してあげましょう

　例えば、眠れずに辛いと思っている本人に対しては、「眠れないのは、本当に辛いよね。今は辛いかもしれないけれど、治療できっと良くなるよ」と本人の辛い苦しい気持ちを受け止めて共感してあげることです。一番身近な家族が自分の辛さをわかってくれていると感じるだけでも、本人の安心感はとても大きくなります。

4) 原因にとらわれ過ぎないようにしましょう

　辛いことが続くと、本人はもちろん家族も「早く原因を見つけないと楽になれない」と考えて原因を探そうとします。それが問題解決につながればよいのですが、かえって悪者探しになってしまうことがあり、「性格が悪いんだ」「親の育て方が悪かったんだ」「会社や学校に責任がある」と、誰か悪者を見つけて責めるようになります。こうなるとますます辛くなりますし、家族関係がギクシャクしてしまい、協力して問題解決していくことが困難になります。

　大切なことは、病気になったという現実を受け入れて、これからどうしていくことが本人にとって一番良いことなのかを、本人や医師と一緒に考えていくことです。

5)「仮病」「気のせい」「わがまま」「心が弱い」など決めつけた言い方はしないようにしましょう

　家族から胃の調子が悪いと相談されれば、誰もが早く病院に行くことを勧めます。ところが、心の問題になると、自らの経験に照らし合わせて、「気のせいだからしっかりするように」「単なるわがままに過ぎない」というような励ましや決めつけた言い方をしてしまうことがあります。家族の素人判断が、本人の家庭での居場所をなくし、病気の早期治療の機会を奪いかねません。さらに、「安定剤なんか飲んだら早くボケる」「精神科の薬なんか飲まないほうがいい」など無責任なうわさにも注意が必要です。

6) 安心してくつろげる空間としての家庭づくりを心がけましょう

　朝目覚めて不安が押し寄せてきたとき、隣で一緒に寝ている家族の寝顔を見るだけでも安心できたりします。たとえ特別なことができなくても、一緒に寝たり、ご飯を食べたりなど、生活を共にするだけでも、本人にとっては大きな支えになっています。気を遣い過ぎず、いつもどおり普通に接します。心を許せる家族だからこそ安心して寄りかかれるのです。本人がリラックスして治療に取り組めるよう安心してくつろげる家庭環境づくりを心がけましょう。

7) 家族が困ったときや疲れたときは専門医やカウンセラーに相談しましょう

　治療が長期にわたると、家族までもが心身ともに疲れ果ててしまうことがあります。家族は何とか良くなってほしいと思い、励ましたり、元気づけようと一生懸命に声をかけますが、期待するような反応が得られず、それが長く続くと家族の心理的な負担が大きくなり、サポートすることを諦めてしまったり、家族のほうが心のバランスを崩してしまうことが起こり得ます。治療中は反応が返ってくることを過度に期待せず、病気が良くなるまでゆっくり待とうと考えることも共倒れしないために大切なことです。

　困ったときや疲れたときは、医師や臨床心理士、カウンセラーに気軽に相談しましょう。疲れたときに「疲れた」と言える人や場所をつくることも大事です。本人との距離を置ける環境をつくることも必要なときがあります。

第 II 章

ストレス病
(ストレス関連疾患)
〜うつ病〜

1. うつ病とは

　心の病気と呼ばれるものにはさまざまなものがありますが、その中でも、うつ病はストレスと関係が深く、とても身近で、かつ重大な病気です。

　厚生労働省の患者調査によると、うつ病を含む気分障害の患者数は、1999年に約44万人、2005年には約92万人と、この6年間に何と2倍以上に急増しています。その後も増え続けていくことが予想されます。ただし、この数はあくまでも精神科に通院あるいは入院している人の数ですので、心療内科や内科に通院している人、さらに病院で治療を受けていない人も含めれば、その数はこの数倍にもなるはずです。

　また、2002年の厚生労働科学研究によれば、うつ病の生涯有病率は6.5%と報告されています。つまり、日本人の15人に1人が一生のうちに一度うつ病にかかるということです。

　最近では、DALY（Disability Adjusted Life Years：障害調整生存年）という指標も用いられています。DALYとは、病気などの障害のためにどのくらい健全な人生が失われたかを表しています。世界保健機関（WHO）が行ったDALYによる疾病付加の将来予測によると、2000年にはうつ病は全疾患のうち第4位に位置していたのですが、2020年には虚血性心疾患に次いで第2位に上昇すると予測されています。このことはただちにうつ病の増加を意味

するとはいえませんが、いかにうつ病が重大で克服すべき疾患であるかが理解できると思います。

　男女の比較では、女性のほうが男性の約2倍うつ病にかかりやすいといわれています。先の厚生労働科学研究でも、生涯有病率は男性が4.2％、女性が8.3％という結果が出ています。

　年齢別では、うつ病は中高年に発症しやすいといわれていますが、最近では若年層や老年期のうつ病も注目されています。

　これらのデータが示すように、うつ病は誰でもかかり得る病気であり、決して特別な病気ではありません。いわば、身近なありふれた病気なのです。そのため「心の風邪」とも呼ばれますが、非常に多くの人がかかるという点だけでなく、何度もかかることがあるという点でも、うつ病は風邪に似ています。ただし、うつ病は、非常に強い苦痛を伴う病気で、きちんと治療しないと慢性化しやすい病気であるという点で風邪とは違っています。しかも日常生活や社会生活までもひどく障害されて、仕事や家事、学業などに深刻な影響が出てきます。そのうえ、自殺という最悪の事態を引き起こすこともあります。これはうつ病には死を考える自殺念慮という症状があるからです。1998年以降、日本での自殺者数が年間3万人を超えていますが、自殺者の約8割は抑うつ状態にあることが指摘されており、自殺の増加の背景にはうつ病の増加がからんでいると考えられます。ですから、うつ病には積極的な治療が必要なのです。

うつ病の人は、「自分は精神的におかしくなっていない」と言い、うつ病にかかっていることを認めようとしない傾向が強く見られます。単なる睡眠不足だとか胃腸障害と思っていて、「頑張れば何とかなる」と辛く苦しくても耐えて、これまでにも増して自分に鞭を打ちます。しかし、辛い「病気」を我慢しても、得られるものは何もありません。それなら、我慢しないで、専門医（精神科医や心療内科医）の治療を受けて早く楽になるほうがずっと合理的です。

　近年、薬物療法や心理療法による治療法の開発と実践が進められており、うつ病には広く効果が認められた治療法がありますし、うつ病は早期に発見して適切な治療を行えば必ず回復する病気です。最近では、精神科以外にも心療内科が増え、クリニックも急増して通いやすくなるなど、医療機関を受診しやすい環境になってきています。また、外来治療でも、薬物療法を中心として、驚くほどの効果を上げています。

　うつ病にかかった人の中には、うつ病を自分を振り返る良いチャンスととらえて、これを機に、人生を考え直す人、生き方を変える人もたくさんいます。一度しかない人生です。もしうつ病かなと思ったら、一人で悩まないで周りの人や専門家の手助けを求めるなど、前向きにうつ病と取り組み、元気なご自身を早く取り戻してほしいと思います。

2. うつ病は気分障害の一つ

　最新の診断基準であるアメリカ精神医学会の「DSM-Ⅳ-TR」や WHO の「ICD-10」では、うつ病は「気分障害」に分類されています。気分障害というのは、「気分」が中心的な問題になっているということを意味します。

　現在の精神医学では、さまざまな精神症状を脳の働きの変調ととらえて対処するという考え方が中心になっています。変調というのは、だんだん悪くなることもあれば、治療や自然の経過によって改善することもあるということです。例えば、うつ病の場合でしたら、気分が落ち込んだり、何も面白く感じなくなったり、やる気をなくしたりという精神症状を身体の中の脳という一つの器官の機能の変調と考え、身体症状の一種と見ていこうというわけです。そして、症状という一時的な変調によって患者さんが今どんな問題に直面しているのかを具体的に明らかにし、それを解決していくような治療が行われます。

　表3に気分障害の分類を示しています。一般的にうつ病といわれる状態は、「大うつ病性障害」に分類されます。大うつ病性障害（「大うつ病」と呼ぶこともあります）というと、「大」という文字が付いているため重症のうつ病と思われるかもしれませんが、一般的な（典型的な）うつ病のことです。

　本書では、単に「うつ病」という場合、大うつ病性障害のことを指しています。また、病名については、DSM-

表3 気分障害の基本的な分類

- **うつ病性障害（うつ状態のみ）**
  大うつ病性障害……強いうつ状態（一般的なうつ病）
  気分変調性障害……うつ状態は軽度で、2年以上続いている
  小うつ病性障害……軽いうつ状態（軽症うつ病）
- **双極性障害（躁状態の時期がある）**
  双極Ⅰ型障害………入院が必要なほどの強い躁状態
  双極Ⅱ型障害………躁状態が軽度
  気分循環性障害……躁状態もうつ状態も軽度で、2年以上続いている

（高橋三郎，大野裕，染矢俊幸（訳）：DSM-Ⅳ-TR 精神疾患の分類と診断の手引．医学書院．2003．；大野裕：「うつ」を治す．PHP研究所，2000．を参考に作成）

Ⅳ-TR に基づきます。

3. どうやって気分を評価する？

気分の落ち込みは誰にでもあるものですが、それがうつ病だとしたら、こじらせてしまうと大変です。辛い苦しみに耐えなければならないだけでなく、治るまでに時間も費用も余計にかかってしまいます。うつ病も、身体の病気と同様に、早期発見・早期対応が大切です。しかし、そうかといって、すぐに専門医（精神科医や心療内科医）を受診して相談とはなかなかいかないかもしれません。そこで、

表4 ベックのうつ病調査票（BDI）

(1)〜(21)の項目をよく読んで、最近の2〜3日のあなたの気分に一番よく当てはまる答えの番号に○をつけてください。
すべての項目に必ず答えてください。

（イライラや不眠が「いつもより〜」というように書いてある場合、「いつも」とはどの時点をいうのか戸惑われることがあるかもしれません。もし長い間うつ病に苦しんでいる場合は、うつ病にかかる前、最後に気分の良かったときを基準に現在の気分を判定してください）

また、もしいずれに当てはまるかはっきりしない場合は、一番可能性の高いものを選んでください。

(1)　0　憂うつではない
　　　1　憂うつである
　　　2　いつも憂うつから逃れることができない
　　　3　耐えがたいほど、憂うつで不幸である

(2)　0　将来について悲観してはいない
　　　1　将来について悲観している
　　　2　将来に希望がない
　　　3　将来に何の希望もなく、良くなる可能性もない

(3)　0　それほど失敗するようには感じない
　　　1　普通より、よく失敗するように思う
　　　2　過去のことを振り返れば、失敗のことばかり思い出す
　　　3　人間としてまったく失敗だと思う

(4)　0　以前と同じように満足している
　　　1　以前のようにものごとが楽しめなくなった
　　　2　もう本当の意味で満足することなどできない
　　　3　何もかもうんざりする

(5) 0 罪の意識など感じない
    1 ときどき、罪の意識を感じる
    2 ほとんどいつも罪の意識を感じる
    3 いつも罪の意識を感じる

(6) 0 罰を受けるとは思わない
    1 罰を受けるかもしれない
    2 罰を受けると思う
    3 今、罰を受けていると思う

(7) 0 自分自身に失望してはいない
    1 自分自身に失望している
    2 自分自身にうんざりする
    3 自分自身を憎む

(8) 0 他の人より自分が劣っているとは思わない
    1 自分の欠点や過ちに対し批判的である
    2 自分の失敗に対していつも自らを責める
    3 何か悪いことが起こると、自分のせいだと自らを責める

(9) 0 自殺しようとまったく思わない
    1 死にたいと思うことはあるが、自殺を実行しようとは思わない
    2 自殺したいと思う
    3 チャンスがあれば自殺するつもりである

(10) 0 いつも以上に泣くことはない
     1 以前よりも泣く
     2 いつも泣いてばかりいる
     3 以前は泣くことができたが、今はそうしたくても泣くこともできない

(11)　0　イライラしていない
　　　1　いつもより少しイライラしている
　　　2　しょっちゅうイライラしている
　　　3　現在は絶えずイライラしている

(12)　0　他の人に対する関心を失っていない
　　　1　以前より他の人に対する関心を失った
　　　2　他の人に対する関心をほとんど失った
　　　3　他の人に対する関心をまったく失った

(13)　0　いつもと同じように決断することができる
　　　1　以前より決断を延ばす
　　　2　以前より決断がはるかに難しい
　　　3　もはやまったく決断することができない

(14)　0　以前より醜いとは思わない
　　　1　老けて見えるのではないか、魅力がないのではないかと心配である
　　　2　もう自分には魅力がなくなったように感じる
　　　3　自分は醜いに違いないと思う

(15)　0　いつもどおりに働ける
　　　1　何かやり始めるのにいつもより努力が必要である
　　　2　何をやるのにも大変な努力がいる
　　　3　何をすることもできない

(16)　0　いつもどおりよく眠れる
　　　1　いつもよりも眠れない
　　　2　いつもより1～2時間早く目が覚め、再び寝つくことが難しい
　　　3　いつもより数時間も早く目が覚め、再び寝つくことができない

(17) 0 いつもより疲れた感じはしない
    1 以前より疲れやすい
    2 ほとんど何をやるのにも疲れる
    3 疲れて何もできない

(18) 0 いつもどおり食欲はある
    1 いつもより食欲がない
    2 ほとんど食欲がない
    3 まったく食欲がない

(19) 0 最近それほどやせたということはない
    1 最近2kg以上やせた
    2 最近4kg以上やせた
    3 最近6kg以上やせた

(20) 0 自分の健康のことをいつも以上に心配することはない
    1 どこかが痛いとか、胃が悪いとか、便秘など自分の身体の調子を気遣う
    2 自分の身体の具合のことばかり心配し、他のことがあまり考えられない
    3 自分の身体の具合のことばかり心配し、他のことをまったく考えられない

(21) 0 性欲はいつもと変わりない
    1 以前と比べて性欲がない
    2 性欲がほとんどない
    3 性欲がまったくない

(バーンズD:いやな気分よ、さようなら―自分で学ぶ「抑うつ」克服法. 星和書店, 2005.)

自分のうつ状態がどの程度かセルフチェックできるものとして、有名なベックのうつ病調査票（BDI）を紹介します。BDI は、アメリカの精神科医ベックが開発したもので、専門医を受診すべきかどうかを判断するのに参考になります。表4 に BDI を示します。

まず、21 の項目に答えてみてください。答え終わったら、全項目の得点（左側の数字）を合計して総得点を出します。各項目の点数は 0〜3 点ですので、総得点の最高は 63 点、最低は 0 点です。総得点が出ましたら、表5 でうつ状態の程度を判定します。得点が高いほどうつ状態は重症で、低いほど気分の良い状態ということになります。

総得点が 17 点以上の場合、少し重いうつ状態ですので、その状態が 2 週間以上続くようであれば、専門医（精神科医、心療内科医）を受診することをお勧めします。

この判定結果は、あくまでも自分のうつ状態の目安です

表5　ベックのうつ病調査票の判定表

総得点	うつ状態のレベル*
1-10	正常範囲
11-16	軽いうつ状態
17-20	臨床的な意味でのうつ状態との境界
21-30	中程度のうつ状態
31-40	重いうつ状態
40 以上	極度のうつ状態

*17 点以上は専門家の治療が必要
（バーンズ D：いやな気分よ、さようなら―自分で学ぶ「抑うつ」克服法．星和書店，2005.）

ので、総得点が 16 点以下なら専門医を受診する必要はまったくないというわけではありません。例えば、9 番目の自殺に関する質問で 2 点以上であったならば、自殺の危険性がありますので、ただちに専門医にかかるようにしてください。さらに、20 番目の最近の健康状態に関する質問で、最近、原因のはっきりしない痛みや発熱、体重減少などの何らかの病気を思わせるような症状があるならば、内科などを受診することをお勧めします。もし検査をしても特に異常がないということであれば、心の問題からきている可能性があります。うつ病では、頭痛、食欲不振、便秘、下痢、痛み、ふるえ、しびれ、性欲低下などの身体の病気であるかのような症状が現れることがあります。これらの症状はうつ病が治ると良くなります。

4. うつ病はどうして起こる？

　うつ病の詳しい原因はまだ完全には解明されていませんが、うつ病になりやすい性格や経験によってつくられたものの見方や考え方に、さらに仕事上のトラブルや会社の人事異動・転勤・昇進、過労、職場や学校での人間関係、家庭内のトラブル、離婚、近親者の死など、生活上のさまざまなストレスやショックな出来事などの誘因が重なって発症すると考えられています。

うつ病の発症メカニズムについては、薬が効くとわかった時点で大きく研究が進みました。薬の研究というのは、私たちの脳の中で何が起こっているかということをはっきりさせる研究としてもとても大事です。うつ病の場合、脳内の神経伝達物質であるセロトニンやノルアドレナリン（モノアミン）を増やす働きがある選択的セロトニン再取り込み阻害薬（SSRI）や三環系抗うつ薬などの抗うつ薬が効きます。そのため、セロトニンなどの量が減少することがうつ病の原因ではないかという仮説が出されてきました。これが「モノアミン仮説」です。神経伝達物質というのは、脳の神経細胞間で気分や食欲などの情報を伝える役割を果たしています。抗うつ薬は、これらの神経伝達物質の再取り込みを妨げることにより、シナプス間隙での神経伝達物質の濃度を上昇させ、抗うつ効果を発揮していると考えられています。ただし、このように、うつ病の患者さんでは脳内のセロトニンなどの量が減っていることはわかっているのですが、脳内の神経伝達物質が減るからうつ病になるのか、それともうつ病になるから脳内の神経伝達物質が減るのか、といった因果関係は、まだはっきりとは証明されていません。

　また、抗うつ薬のSSRIを投与すると、神経細胞間のシナプス間隙のセロトニン量はすぐに増えるのに、抗うつ薬の効果が現れるまでに最低1〜2週間かかりますが、その理由についてもよくわかっていないのです。この点について、最近の研究では、抗うつ薬がセロトニンの量を増やすことによって脳由来神経栄養因子（BDNF）を増やし、神

経細胞の突起を延ばしたり、神経細胞を新生させることで、抗うつ薬の効果が現れるのではないかとも考えられています。この考えに基づいて、うつ病はストレスによって脳内の神経細胞が萎縮したり、神経細胞の新生が減少したりすることが原因で引き起こされるのではないかという仮説が出てきています。これが「神経可塑性仮説」といわれるものです。実際には、このほかにも、いろいろな仮説がありますが、残念ながら、うつ病の病因・病態をすべて説明できる仮説というのは現在のところありません。

このように、うつ病は、詳しい原因がまだ解明されてはいませんが、さまざまな要因が関連して脳の機能が変調を起こしている病気といえます。

5. 喪失体験がうつ病のきっかけになる

喪失体験というのは、大切な人と別れたり、大事なものを失くしたりする体験のことをいいます。前述のホームズとレイによる社会的再適応評価尺度では、第1位が配偶者の死で、配偶者との別離、家族の死、健康の喪失、職の喪失など、喪失体験が上位をほぼ独占しています。このことは、喪失体験が人間にとっていかに重大な心理社会的ストレッサーであるかを物語っているといえるでしょう。

このような喪失体験は、時間が経てば、何の苦もなく自

然に忘れてしまえるわけではありません。長い時間をかけて、さまざまな心理状態が繰り返され、大切な人やものを失ったことを知的に理解し、情緒的にあきらめていきます。精神分析の創始者フロイトは、このような一連の心理過程を「喪の仕事（モーニングワーク）」と呼びました。

　私たちは、日常、身の回りで生じる一つ一つの喪失体験のたびに、喪の仕事を課せられているのです。喪の仕事はどの人にも共通した悲哀の心理過程ですが、喪の仕事を達成できずにその中に留まり、うつ病や不適応行動などを起こすことがあるのです。

6. うつ病になりやすい性格

　これまでの研究から、うつ病になりやすい性格には、次の2つが知られています。

1) メランコリー親和性性格

　メランコリー親和性性格には、秩序やルールを重んじ、几帳面、律儀、生真面目、融通がきかないという特徴があります。他人に対する配慮も怠りません。いわゆる模範社員といわれる人に多いタイプです。

　しかし、秩序やルールにこだわり過ぎて、自分の中の秩

序に何らかの変化が起こるような環境の変化や予想外の出来事があると、融通をきかせて対応するのが苦手だったりします。そのためストレスをため込み、うつ病に至ることが多いようです。

2) 執着性性格

　執着性性格というのは、真面目、良心的、几帳面、仕事熱心、熱中性、徹底性、義務感・責任感が強いという特徴を持っています。手抜きやごまかしもできません。ひたすらコツコツと目の前の仕事に取り組みます。周囲との円満な関係を保持することにも気を配ります。職場でも信頼が厚く、大事な仕事を頼まれることが多いタイプです。

　しかし、頼まれると断れず、たくさんの仕事を抱え込んでしまい、そのうえ、すべてを徹底してこなそうとします。また、ものごとに優先順位をつけて要領よく片づけるのも苦手なために、身動きがとれなくなる事態に陥り、ついには疲れ果ててうつ病になることがあるようです。

　これらの性格は、その人の個性でもあり、環境に適応するために大切なものです。しかも、これらの性格は、比較的に社会適応の良い人たちの性格といえるでしょう。そこで、問題となるのは、これらの性格が極端に現れるということなのです。

　自分の性格を振り返ってみて、ここに挙げた性格と重なるものがあるとしたら、そうした自分の性格を自覚して極

端にならないように、例えば、無理な仕事の計画を立てないようにするとか、疲れてきたなと感じたら休養をとるようにするなど、転ばぬ先の杖として早め早めに対処をすることが、うつ病の予防に役立ちます。

7. うつ病の症状

うつ病の症状には、精神症状と身体症状がありますが、それらの現れ方や程度は人によって異なります。本人や周囲の人が気づく特徴的な症状も多々ありますので、それらの症状を知り、見逃さないことが大切です。

1) 精神症状

精神症状は、感情面、意欲・行動面、思考面の3つに分けられます。

①感情面……抑うつ気分、興味や楽しさの喪失

うつ病というと、憂うつで沈み込んでいるというイメージがありますが、決してそれだけではありません。うつ病とは、脳の機能が変調を起こして精神的なエネルギーが低下している状態ですので、「喜びを感じられない」という状態にもなります。そのため、「気がめいる」「憂うつで悲

しくてしょうがない」「つい涙ぐんでしまう、涙が出てしまう」「何をやっても楽しくない」「今まで興味を感じていたことにも関心がない」といった症状が現れることがあります。

②意欲・行動面……無気力・疲れやすい、動作が鈍くなる・強い焦燥感

精神的エネルギーが低下していますから、気力が低下して何もする気にならなかったり、疲れやすかったり、身体が重く感じられることがあり、周りから見てもすぐにわかるほど身体の動きが遅かったり、口数が少なかったり、声が小さくなったりします。仕事や家事の能率も低下してきます。本人は「やる気が出ない」「何ごともおっくうだ」と、よく口にするようになります。さらには、「人と会ったり、話したりするのがめんどう」などと訴えて、内にこもったり、寝たきりになるなどの症状が現れます。

また逆に、焦燥感が強くなり、「気持ちが焦る」「気持ちは焦るのに身体がうまく動かない」などと感じたり、イライラしたりすることもあります。身の置所がなく落ち着かずに動き回るようになることもあります。

③思考面……思考力や集中力の低下、強い罪悪感・自責感、死を考える

思考力や集中力、決断力が低下することがあり、「考えが浮かばない」「言葉が浮かばない」「考えがまとまらない」「小さなことでも決断できない」といった様子が目立

ってきます。

　また、ほとんど根拠なく自分を責めたり、過去の些細な出来事を思い出しては悩んだりするようになります。「あれをしなければよかった」と後悔の念に苦しみ、「人生に何の希望もない」と将来に絶望したり、「自分には能力がない」と自己否定的な考え方にとらわれます。

　うつ病が重くなると、気持ちが沈み込んで辛くてたまらないために、「死んだほうがましだ」「自分なんか生きていないほうがいいんだ」などと、死を考えるようになることもあります。うつ病のときには、自分の気持ちを抑える力が弱くなっていますので、普通のときなら考えられないような思い切った行動をすることが多くなります。一般的に、うつ病が少し良くなったころに自殺の危険性が高くなるといわれていますので、注意しなければなりません。

　さらには、生命や経済状態など、自分を支える根源的なものが危険に瀕しているという考えにとらわれて、ときにそれが不合理な妄想にまで至ることがあります。「貧困妄想」「心気妄想」「罪業妄想」が多く、特に老年期のうつ病に妄想が見られやすいといわれています。

2) 身体症状……睡眠障害（不眠、ときに過眠）、食欲の減退（ときに増加）

　うつ病になると自律神経失調症が引き起こされますので、全身にわたっていろいろな身体的な不調を訴えます。

　その中でもっともよく見られるのが睡眠障害です。睡眠障害は、基本的によく眠れないことですが、夜中に目が覚

めてしまう「中途覚醒」や朝早く目が覚めてしまう「早朝覚醒」がうつ病では特徴的です。中途覚醒の場合、寝つきは良いのですが、2～3時間もするとパッと目が覚めて、その後はいくら眠ろうとしても寝つけません。早朝覚醒の場合には、明け方の3～4時ごろに目が覚めてしまうのですが、スッキリと目が覚めるわけでもなく、気分も身体も重く、起床することもできずに布団の中で悶々と思い悩んでいます。どちらの場合も、睡眠不足になってしまいます。また逆に、いくら眠っても眠いという過眠もときに見られます。

　うつ病の人では、食欲がなくなり、「食べなければいけないと思うから、口の中に無理に押し込んでいる」と訴えることがよくあります。また、味覚に変化が生じ、しばしば「何を食べても砂をかんでいるようだ」と表現されますが、これが食欲減退の一因でもあります。一般にうつ病では、食欲が減退してきますが、逆に食欲が増加したり、甘いものなど特定の食べものばかりが欲しくなることもあります。そのため、著しい体重の減少あるいは増加（1ヵ月間に体重の5％以上の変化とされています。例：60kgの体重の人では3kg/月以上の変化）が見られることもあります。

　このように睡眠と食欲といった人間にとって一番大切な欲求に障害が出てきているときには注意が必要です。眠れなくなったり食欲がなくなったりする状態、あるいは逆に眠り過ぎたり食べ過ぎたりする状態が1週間以上続く場合には、医師に相談することをお勧めします。

そのほかの主な身体症状として、性欲減退、疲労・倦怠感、頭痛などがあります。

さらに、うつ病の症状には、「日内変動」という特有の現象があります。日内変動とは、1日の中の気分の変動のことをいいます。通常、心身ともに健康であれば、日内変動は朝から午前中にかけて元気が良く、午後からはだんだん疲れを感じるようになって気分が低下してきます。ところが、うつ病の人の8割ぐらいの方は、朝に調子が悪く、だるさや落ち込み、身体的な症状などを強く感じます。例えば、「今まで毎朝読んでいた新聞を読む気にならない」「朝起きるのがおっくうだ」「出勤する気にならない」という症状を訴えます。しかし、午後から夕方にかけて、少し調子が良くなってくる、あるいは元気になってくるという傾向があります。

典型的なうつ病の人では、身体症状は自ら訴える場合が多いのですが、精神症状は自ら訴えないという特徴があります。ましてや自ら「うつ病です」などと主張する場合はほとんどありません。ただし、後述する「非定型うつ病」などの人では、自ら精神症状を訴えますし、自ら「うつ病です」と訴える場合すら多いです。

8. うつ病のうつ気分と日常のうつ気分の違い

本人が自ら辛さを訴えたとしても、あるいは周囲から見て明らかに落ち込んでいるように見えたとしても、それが病気なのか、あるいは誰でもが経験する日常のうつ気分なのかを区別するのは難しいものです。

表6 うつ病のうつ気分と日常のうつ気分の違い

	うつ病のうつ気分	日常のうつ気分
強さ	強い（しばしば妄想的）	弱い（現実からズレない）
自殺	しばしば自殺	比較的まれ
日常生活	大きく阻害される	それほど阻害されない
状況変化の影響	良いことがあっても良くならない	なぐさめると少し良くなる
対人接触	人に接するのを嫌がる	人に頼りたがる
仕事・趣味	まったくやりたがらない	やっていたほうが気が紛れる
きっかけ	はっきりしたものはない	はっきりしている
周囲の了解	理解できないことが多い	十分理解できる
持続	長く続く（数ヵ月）	時間経過とともに忘れる
抗うつ薬	よく効く	効かない

（野村総一郎：もう「うつ」にはなりたくない．星和書店，1996．）

最近の研究では、日常のうつ気分からうつ病のうつ気分といわれる状態までは連続的につながっていると考えられています。つまり、血圧や体温と同じように、問題のない状態から連続線上で症状が強くなっていき、あるところまでくると医学的な治療が必要な状態になるというわけです。

　しかし実際には、うつ病のうつ気分と普通の人が日常的に感じるうつ気分では、その質と量にかなりの違いがあります。**表6**に両者の特徴の違いを挙げてあります。日常のうつ気分に比べて、うつ病のうつ気分は、はるかに強く、苦しく、長く続き、日常生活を阻害します。また、抗うつ薬は、うつ病には効きますが、日常のうつ気分には効かないという違いもあります。うつ病に特徴的な日内変動も、日常のうつ気分の場合には見られません。

9. うつ病の治療

　基本的には、休養と薬物療法を中心に心理療法を加えます。

1) 休養

　ごく軽いうつ病なら、仕事や学校を休まずに済むことも

ありますが、多くの場合はまとまった休みをとり、徹底して休養することが必要です。

　うつ病になる人は、真面目で責任感が強いため休むことに抵抗を感じたり、休んでいる間にも「身体がなまるから散歩しなければならない」「気分転換のために、週末は家族で外出しなくてはいけない」というように、「〜しなければならない」と自分を縛りつけて義務を課すことが珍しくありません。うつ病は元気のない、エネルギーの欠乏した状態ですから、ここはまず無駄なエネルギーを使わずにエネルギーをためることです。それには思い切って休むことが大切です。エネルギーがたまれば自然と活動したくなってきます。

　職場で仕事を続けていたのでは十分な休養がとれないため、会社勤めの人には休職が勧められますし、主婦や自営業などで自宅が職場になっている人には、入院して仕事から離れることが勧められることもあります。治療のためには、とにかく何もしないでいることが、この時期のうつ病の人の仕事です。そう思って休養に専念してください。

　休む期間は、基本的には医師の判断に従います。ただし、休みをとることで不安が強くなってはうまく休養できません。最初は1週間ほどの休暇にして、自分が病気の治療のためには休養が重要であることを理解してから、長期の休暇に入る方法もあります。

　周りの人は、無意識にあるいは善意を込めて、「そんなんでどうする」「頑張れ」「一杯飲んで、元気を出そう」などと安易に叱咤激励したり、「誰にだってあることだよ」

「気力で何とかできるよ」となぐさめてしまいがちです。しかし、うつ病の人は励まされてもなぐさめられても、元気が出せない頑張れない自分が情けなく感じられて、一層落ち込んでしまいます。ここはネジを巻かずに休ませることが大切です。また逆に、休むように指示しても、「周りに迷惑をかけるのは申し訳ない。頑張ります」と言って、本人がなかなか休むことに同意してくれないこともあります。「今は頭も身体も疲れているから、ゆっくり休みましょう」と説明して、まずは十分に休ませるようにします。

2) 薬物療法

うつ病の薬物療法では、抗うつ薬を中心に睡眠薬や抗不安薬などが使われます。うつ病では、脳内のセロトニンやノルアドレナリンといった神経伝達物質が減っていますので、抗うつ薬を飲むことが基本です。そして、これらすべての薬を使うわけではなく、患者さんの症状に合わせて使い分けます。

抗うつ薬の効果は現れるまでに2〜3週間かかります。薬を飲んですぐに効果が現れなかったり、少しでも副作用が現れると、薬をやめてしまったり、病院を変えてしまう人がいますが、焦りは禁物です。医師の指示に従って飲み続けます。また、医師は、数多くある薬の中から、患者さんの話を聞きながら薬の種類・量を調整していきますので、患者さんに適した薬を見つけるまでにある程度の時間がかかります。適した薬を見つけるためには、医師に指示

されたとおりに薬を飲んで、その様子を医師に報告することが大切です。そして、副作用について患者さん自身もよく理解し、我慢できない副作用が出たときはすぐ医師に相談するようにしましょう。

　抗うつ薬は、少量から飲み始めて、効果と副作用をチェックしながら徐々に量を増やしていった後、一定量を飲み続けて、病気が回復したら徐々に量を減らしていき、最終的には服薬を中止するという経過をたどります。そのため、治療中に量が増えたからといって悪化したわけではありません。薬の効果が得られない場合や重い副作用が出た場合には、別の薬に変わることもあります。

　服薬期間についても、うつ病の症状が消えると、薬を飲むのをやめてしまう人がいますが、症状が消えても、脳内の神経伝達物質の働きはまだ正常な状態ではありません。ここで服薬を中断してしまうと、症状が悪化するおそれがあります。焦らずじっくり治療に取り組んでください。医師の指示に従って、薬の量を徐々に減らしていきます。不安や疑問があれば、早めに医師に相談し、よく説明してもらいましょう。

3) 心理療法

　患者さんによっては、薬物療法と心理療法を併せて行うことがあります。
　心理療法の一つであるカウンセリングは、普通、対話の形をとりますが、困った状況や辛い気持ちにじっくり耳を

傾けてもらうだけでも、心が軽くなり、安心感が得られるという効果があります。また、患者さん自らが、うつ病になった背景や人間関係、ライフスタイル、ものの見方や考え方（認知）などを見直し、改善点や解決法に気づき、回復に向けて行動できるように一緒に考えサポートします。うつ病の患者さんでは、認知がネガティブになっていますので、心理療法の一つである「認知行動療法（認知療法）」を用いて認知の修正（変容）を行うことで、うつ病の症状を緩和し、さらにはうつ病の再発を予防します。心理療法は、このように病気の治療や再発の予防になるばかりでなく、人間的な成長を促す役割も持っています。

このほか、うつ病の治療法には、「電気けいれん療法（ECT）」や「磁気刺激療法」、「高照度光療法」などがあります。

4) 家族のサポート

治療に当たっては、家族の人のサポートも欠かせません。うつ病に関する正しい知識を持ち、本人の話をゆっくり聞いて、家族が手伝えることは手伝い、できるだけ心身ともに休めるようにしてあげます。そして、本人が医師の指示を守って薬を飲み続けられるようサポートします。

心配のあまり、「何とかしてあげないといけない」と考えて、つい励ましてしまうことがよくありますが、あくまでも本人のペースを大切にするようにしましょう。気を遣い過ぎず、いつもどおり自然に接することも大切です。

また、辛いことが続くと、本人はもちろん家族も「なぜ」「どうして」と言って原因を探そうとしてしまいがちです。それが問題解決につながればよいのですが、悪者探しになってしまうことがありますので注意が必要です。

　さらに、辛いときには、「少しでも早く楽になりたい」と考えて、焦って仕事を辞めることを考えたり、離婚を考えたりと結論を急ぎたくなります。しかし、病気のときには、マイナス思考が強くなっていますので客観的な判断ができません。家族や周りの人は、重要な決定は症状が良くなるまで先延ばしにするよう促すことが大切です。

　うつ病の人でもっとも注意しなければならないのは自殺です。「死にたい」「生きている意味がない」と言ったり、包丁やひもを探したり、大切なものを人にあげたりなど、自殺のサインや気配が感じられるときには要注意です。ただちに主治医に連絡しましょう。また、家族は「死んでほしくない」「あなたは私たちにとってかけがえのない人です」ということを繰り返し伝えていくことも大切です。

10. うつ病の再発防止

　うつ病が治るまでにかかる期間は人によって異なりますが、一般的には半年から1年といわれています。すぐに治る病気ではないと考えて、焦らず気長に治療を続けるとい

った気持ちが大切です。また、**図5**のように、うつ病は少し良くなったかと思うと、次の日には悪くなり、また良くなるというように、一進一退を繰り返しながら徐々に快方に向かっていきます。多くの病気にはその治癒期に三寒四温的な起伏があります。目の前の変化に一喜一憂せずに、気分や症状の良し悪しは2週間単位くらいで見ていくとよいでしょう。長い目で見れば着実に回復しています。

　回復してきて、不安、イライラ、憂うつな気分が薄れ、おっくう感だけになったころから、徐々に社会復帰に向けたリハビリに入ります。ただし、この段階では、先のことばかり考えて焦らず、今の自分の状態を確認しながら、現在の目標と先の目標を見定めて進むことが大切です。

　具体的には、睡眠と覚醒のリズムを整え、通勤や書類整理のリハビリのために図書館へ通うなどの方法をとります。他の人がいる中で、イスに座って本を読んだり書いた

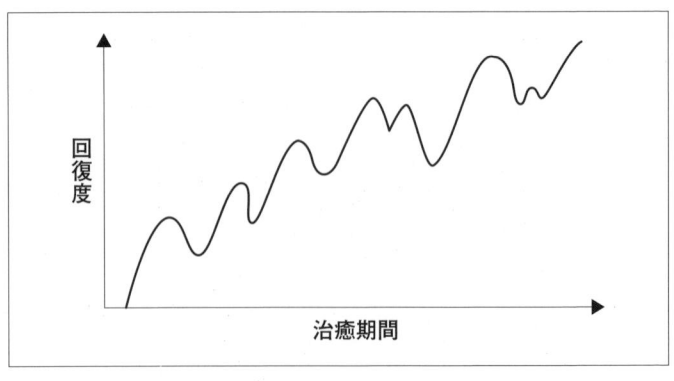

図5　うつ病が治るまでのパターン

りすることに集中できる時間を持てるようになることが大切です。また、軽い運動は、うつ病の治療にも予防にも効果的です。軽い有酸素運動をすると、気分を安定させるセロトニンの分泌が増えることがわかっています。うつ病の人ではセロトニンが減少していますので、毎日適度の運動をすることは、うつ病の人にとってとても意味のあることなのです。なかなか運動が続かないという人には、部屋の掃除がお勧めです。最初から頑張り過ぎずに、少しずつ、できそうなところから片づけを始めていきましょう。

　また、うつ病は再発しやすい病気でもあります。再発すると、それだけまたうつ病にかかりやすくなります。治療後6ヵ月以内の再発率は50%で、生涯再発率は80%という報告もあります。再発率は、薬を続けて飲むことによって下げられることがわかっていますので、うつ病の症状が消えて良くなった後も、再発防止の目的で薬の量を減らさないまま、1年ほど服薬を続けることが勧められます。そして、中止する場合には、1ヵ月程度かけて漸減していきます。

　再発を防止するためには、薬物療法とともに心理療法も重要です。薬で脳内の神経伝達物質の働きを正常に戻し、うつ症状が治ったとしても、病気の原因やきっかけとなった心理的な問題を解決しない限り、再発する可能性があります。そのため、うつ病の原因やきっかけになったストレスを整理し、今後のストレスに対する対処方法を確認しておくことが重要です。前述したように、特にうつ病の患者さんでは、日常生活の中でとるものの見方や考え方（認

知）がネガティブになっています。それには、特定の思考パターン（認知の歪み）があり、うつ病の患者さんはそれから脱け出すことが非常に困難で、それがうつを呼び込むといわれています。心理療法では認知行動療法（認知療法）を用いて認知の修正（変容）を行うことが再発の予防にもなります。また、一人で問題を抱え込まないために周りの人に相談することを習慣づけることは再発を防ぐためにとても大切なことです。

11. 双極性障害（躁うつ病）

「双極性障害」は、うつ状態と躁状態の両方を持つのが特徴です。うつ状態と躁状態が現れるサイクルは人によって異なり、躁状態から始まる人も、うつ状態から始まる人もいます。うつ病には躁状態がありませんので、躁状態から始まるとわかりやすいのですが、うつ状態から始まるとうつ病との区別がつきにくく、躁状態が現れるまで双極性障害とはわかりません。

うつ状態というのは、気分が落ち込み、気力が落ち、悲観的で、自分を責めるというものであるのに対し、躁状態とは、気分爽快で、気が大きく、やる気満々で、自信に満ち溢れ、周囲を責めるというものです。躁状態のときは、深夜にやたら人に電話をする、夜も寝ないで活動する、多

額の買い物をするなど、常識とは思えない行動が目立つようになります。

　双極性障害と関係があるといわれている性格に循環性格というのがあります。人づき合いが良く親しみやすいタイプです。躁病に親和性のある要素としては、明るく、元気で、頭の回転が速く、いつもユーモアに富んでいるという点があります。また、世話好きで、他人に対するサービス精神が旺盛ですので、宴会をやるときは「宴会部長」と言われたりします。ただし、気分に左右されてハイテンションになりやすいという問題もあります。他方、うつ病に親和性のある要素は、物静かで、感じやすく、ものごとを苦にするという点であるといわれています。

　うつ病と双極性障害には、次のような違いもあります。

　うつ病が中高年に発症しやすく、女性のほうが男性よりも2倍多いのに対し、双極性障害は30歳代に発症しやすく、男女の差は見られません。また、睡眠障害はうつ病と双極性障害の両者に見られるのですが、うつ病では「眠ろうとしても眠れない」というように不眠になりがちなのに対し、双極性障害では躁状態のときには「寝るのがもったいないから寝ようとしない」というように寝なくても苦痛を感じることがなく、逆にうつ状態のときには過眠傾向が見られることがあります。

　双極性障害の特効薬には気分安定薬があります。抗うつ薬は躁状態を誘発することがありますので（躁転）、双極性障害の場合には慎重に抗うつ薬を使用するなど、うつ病とは治療法が異なってきます。

家族や周りの人は、本人の状態に合わせた対応が必要です。躁状態になると、本人は病気が治ったと思い込み、勝手に服薬を中止しがちですので注意しましょう。また、常識を超えた言動は、本人の良識に訴え、説得してやめさせます。一方、うつ状態のときは、自責の気持ちを抱えがちですので、躁状態のときの言動を責めないようにします。特にうつ状態から行動力が回復してくる時期は、自殺のリスクが高まりますので注意が必要です。

12. 軽症うつ病

「軽症うつ病」の症状は、典型的なうつ病の症状と基本的には同じですが、その程度が比較的軽いタイプのものです。「小うつ病」や「プチうつ病」と呼ばれることもあります。

軽症うつ病の場合、典型的なうつ病のようにうつ状態がひどくてほとんど外出できないというわけではありませんので、辛さを我慢しながら、表面的には何ごともないように仕事や家事を何とかこなしているという人が少なくありません。しかし、健康な精神状態ともいえず、いわば病気と健康との境を行ったり来たりしているようなものです。

前出の**表3**では、うつ症状の重い順に、「大うつ病性障害」「気分変調性障害」「小うつ病性障害」となっていま

す。この場合、小うつ病性障害が、通常、軽症うつ病と呼ばれます。

　軽症うつ病になりやすい人は、うつ病と同じように、几帳面、生真面目、凝り性、責任感が強いという性格の持ち主です。

　軽症うつ病では、うつ病特有の抑うつ気分などの精神症状が軽いために、抑うつ気分があっても本人はそれに気づかず、最初は不眠や易疲労感（疲れやすい）、頭重、頭痛、腹痛、肩こり、腰痛、食欲不振、倦怠感、めまい、あちこちのしびれや痛みなどの身体症状を訴えるという特徴があります。そのため、まず内科や脳外科、産婦人科、耳鼻咽喉科、整形外科などを受診する人が多いのですが、そこでいろいろな検査をしてもまったく異常が見つからないことがよくあります。そのため、軽症うつ病の人では、適切な診断や治療がなされるまでに余分な時間を費やしてしまうことにもなります。

　ところで、「仮面うつ病」という言葉があります。これは病名ではありません。本当はうつ病なのに、仮面に覆い隠されていて、うつ病のように見えないうつ病です。つまり、うつ病本来の精神症状が身体の病気のような仮面に覆い隠されてわかりにくくなっているのです。軽症うつ病でも同様に、仮面うつ病となる場合があります。うつ病のために起きている身体症状ですから、やはり背景にあるうつ病を治療しなければ治りません。内科などで治療を受けても身体症状が改善しないときには、一度うつ病を疑ってみる必要があります。その際は、専門の診療科（心療内科や

精神科)に相談されるとよいでしょう。

さらに、軽症うつ病が単なる気分の落ち込みと大きく異なる点は、うつ病と同じように、症状の日内変動が見られるということです。そのため、軽症うつ病かどうかを知るために、日内変動をチェックすることも大切です。

軽症うつ病の治療は、やはり休養と薬物療法が基本です。うつ病は一日も早く診断し適切な治療を受けることが大切ですが、軽症うつ病の人はなかなか気づかれにくいという問題点があります。もしご自身の症状が当てはまるようならば、早めに専門科を受診するようにしましょう。

13. 気分変調性障害

「気分変調性障害」は、かつて「抑うつ神経症」といわれ、神経症の一種と診断されてきたものですが、現在の診断基準ではうつ病も含まれる気分障害の中に分類されています。

気分変調性障害とは、うつ状態は軽いのですが、何となく身体の具合が悪く、気力もわかず、スッキリしないという状態がだらだらと2年以上続いているものです。どの症状も起き上がれないほどひどくなく、無理して頑張れば仕事も勉強もできます。躁状態は見られません。

生涯有病率は約3%といわれています。

気分変調性障害は、自分に自信がなく、些細なミスや失敗をくよくよと悩み、多大なストレスや自己嫌悪を抱え込み、立ち直れないほど傷ついてしまうような人がなりやすいようです。性格的にも、もともと繊細で、人づき合いがそれほど得意ではなく、閉じこもりがちで、社交的ではありません。
　うつ病と気分変調性障害は症状が似ていますが、次の点で違いがあります。
　うつ病が中高年に発症することが多く、発症前には職場や学校での人間関係も良好に保っていた人が多いのに対し、気分変調性障害は思春期から青年期の比較的若いときから発症することが多く、先のような性格のため、発症前から職場や学校などに馴染みにくく、孤立しがちで社会適応があまり良くなかった人が多く見られます。また、症状の現れ方として、朝方に症状が重く夕方にかけて軽くなる日内変動がうつ病では見られますが、気分変調性障害ではあまり見られません。さらに、うつ病は抗うつ薬が効きやすいのに対し、気分変調性障害では効きにくいようです。ただし、長期的に見ると、ある程度は効くことが明らかになっていますので、医師の指示に従って薬は継続して服用していきます。
　周りからは病気ではなく性格的な弱さの問題ではないかと勘違いされたり、症状がうつ病ほど強くないため、周りにはあまり深刻そうに見えず、怠けているのではないかと疑われたりすることがよくあります。そのため、本人も家族も病気と気づかず、見過ごしてしまうことがしばしばで

す。ところが、「二重うつ病」といって、気分変調性障害で軽いうつ状態が長く続いている人の中には、強いストレスや急激な環境変化などによってうつ病に至る人もいます。ですから、たとえ症状が軽くても、うつ状態が長引いている場合には、軽視しないで専門医に相談するようにしましょう。

　気分変調性障害の治療は、薬物療法で抑うつ気分を和らげるとともに、ストレスを招く環境を調整して負担を減らしたり、心理療法（認知行動療法など）で考え方を改善したりして、症状の軽減をはかります。心理療法によって環境への適応も促します。また、典型的なうつ病と違って、気分変調性障害の人では、休養によって気分が回復するのを待つのではなく、意図的に活動レベルを上げていき、それに伴って気分が回復していくのを体験していくようにします。

　家族は、病気であることを理解し、サポートしましょう。ただし、世話をし過ぎないようにします。世話をし過ぎると、「迷惑ばかりかけている」「私はダメな人間だ」と本人の自己否定的な気持ちを強めることにもなります。無理のない範囲でできることをやらせていくとよいでしょう。

14. 非定型うつ病

　近年増えているといわれているものに、「非定型うつ病」があります。うつ病の診断基準に当てはまるものの、典型的なうつ病とは異なる特徴を持っているために、非定型うつ病と呼ばれます。うつ病の約3割が非定型うつ病ともいわれています。
　20〜30歳代を中心に発症し、女性に多く見られます。
　典型的なうつ病と非定型うつ病には、次のような特徴の違いがあります。
　典型的なうつ病は、ほとんど一日中抑うつ気分が見られ、たとえ良い出来事があってもうつは改善しないのに対し、非定型うつ病は、強い抑うつ気分があるものの何か良い出来事があると一時的に元気になります。また、憂うつなのに趣味の活動はできたり、仕事中は元気がないのに遊びに行くとうつ気分が晴れて元気になったりということがあります。そのため、周りからは、「病気を理由に怠けているのではないか」「単なるわがままな性格なのではないか」と誤解されることがよくあります。
　典型的なうつ病の人では自分はダメだと自分を責める傾向があるのですが、非定型うつ病の人では逆に他人を責める傾向があるのも特徴的です。
　食欲や睡眠についても、典型的なうつ病では食欲減退や不眠が見られますが、非定型うつ病では過食や過眠が現れます。何か満たされないものを満たそうとするかのように

ガツガツ食べるという感じで過食します。特に甘いものを食べ、肥満も多いです。また、昼過ぎまで眠っていたりしますので、昼夜逆転の生活になります。自分ではこうしたことを良くないとわかっていても止められず、自己嫌悪に陥り、ますます気分が沈みます。

一日の中では、典型的なうつ病が朝や午前中に辛く感じる場合が多いのに対し、非定型うつ病は夕方から夜にかけて症状が悪化します。

非定型うつ病になりやすい人は、もともと対人関係にひどく過敏で、いつも周りから認められていなければ心の安定を保つことができないといった性格傾向を持っています。自意識が強く、非難に極めてもろいため、他人から否定的な言動をされると、激しく怒ったり、人一倍大きなショックを受けてしまいます。そのため、人とのつき合いがなかなかうまくいかず、社会適応もあまり良くない人が多く見られます。甘えが強く、さみしがり屋な人が多いようです。

非定型うつ病の人は、過食と過眠、それに憂うつ感と無気力に襲われ、まるで身体は鉛が入ったように重たく感じられ、ひどい倦怠感があります。ついには学校や職場を休みがちになったり、家事をすることができないなど、日常生活に支障をきたすようになります。

非定型うつ病の治療では、薬物療法も行われますが、薬があまり効かないため、心理療法（認知行動療法など）や生活指導が併用されます。海外では、モノアミン酸化酵素阻害薬（MAO阻害薬）がよく効くという報告があります

が、MAO阻害薬は副作用や薬剤の扱いの難しさから、今のところ日本では使用できません。現在、日本ではSSRIと他の薬の併用がよく行われます。軽度のうちに治療を開始すれば、それだけ早く治ります。放って置くとかなり深刻になります。個人差はありますが、回復までに数年かかりますので、焦らずじっくり治していくことが大切です。

　休養はうつ病の治療の重要な柱ですが、非定型うつ病の人では、必ずしも休養をとることがベストとは限りません。社会から離れることで人づき合いの感覚を取り戻せず、かえって治りが遅くなることがあるからです。本人ができるようなら、仕事も家事もどんどんやらせるようにします。身体を使うことで睡眠が規則的にとれるようになりますし、出勤することによって生活が規則正しくなるといったメリットがあります。

　非定型うつ病の人は、気分にムラがありますので、周りの人は気にし過ぎないようにして、振り回されないよう気をつけましょう。善意で発した言葉でも、誤解や曲解をされることがよくあります。怒りや攻撃を向けられても、病気による症状と理解して、感情的にならずに対応することが大切です。間違いや問題点があるときは、批判したり叱ったりするのではなく、落ち着いた温かい雰囲気で、言うべきことを自分の意見や感想として伝えます。例えば、過食や過眠がひどいようなら、「私は、あなたがこんなに食べず（寝ず）にはいられないのを見ると、心配になってしまう」といった具合に、自分を主語にした表現にして自分の感想として言うとよいでしょう。

15. 現代型うつ病

　最近マスコミを賑わせている言葉に「現代型うつ病」があります。現代型うつ病は、従来型の（典型的な）うつ病と違って、10歳代後半〜30歳代の若い人に多く、「仕事にかかわるときは不調になり、日常生活や趣味などにかかわるときは比較的元気になる」「自分を責めるのではなく、他人を責める」「自らうつ病ですと訴え、初期からうつ病の診断に協力的である」などの特徴があるうつ病といわれています。最近、その患者数が急に増えたといわれ、注目されています。現代型うつ病のほか、ディスチミア親和型うつ（これに対し、従来型のうつ病である大うつ病性障害は、メランコリー親和型うつと呼ばれます）、社内うつ、新型うつ、未成熟型うつ、逃避型うつなど、さまざまな呼び方があります。ただし、不登校が病名ではないのと同じように、これらの言葉も状態をいうのであって病名ではありません。

　この現代型うつ病が増加している背景として、主に診断基準の変化と社会環境の変化が挙げられています。

　以前、日本では、うつ病の診断基準としてDSMやICDを参考にする医師が少なく、現代型うつ病と呼ばれる症状についてはパーソナリティ障害や抑うつ神経症（現在では気分変調性障害と呼ばれます）などと診断されていました。それが、ようやくここ何年かの間に、これらの基準を参考にする医師が増え、また患者さんにも伝わることによ

って、いきなり現代型うつ病が大流行しているかのように錯覚されているのです。つまり、診断基準が変わりうつ病の概念が広がったことで、かつてはうつ病と診断されなかった気分変調性障害や非定型うつ病などが新たなうつ病の一種ととらえられるようになってきているのです。

　また、社会の価値観が変化しており、若い人が型にはまらずに自分らしさを重視しようとする一方で、職場は依然として規範やルールでがんじがらめで厳しいため、理想と現実のギャップに折り合いがつかずに自信を失い不調に陥ってしまうようです。また、もともとやる気がなくて熱心に何かに取り組んだという経験が少なく、対人関係や仕事上の挫折や理不尽な状況に遭遇したという経験も乏しいために、そうした重圧に対する耐性が少なく、我慢強くない人が増えていることも、現代型うつ病が増える背景となっているようです。

　現代型うつ病は、従来型のうつ病のように休養と薬物療法だけでは回復しにくく、その対応が見出しにくいのが現状です。そして、周りからは、仮病ととらえられることがあります。しかし、仕事中やその前後には、典型的なうつ状態に陥って、不眠やさまざまな症状を併発する場合も多く、心身ともに辛い状態にあることは確かですし、その一方で、職場を離れている期間は活動力があるだけに、自殺や自傷など衝動的な行動を起こすこともありますので、決して安心できる状態ではないということを忘れてはなりません。ですから、現代型うつ病の人も、やはり専門医（精神科医や心療内科医）の受診が必要です。

現代型うつ病の人は、周囲のサポートしてくれる人をも責めてしまう場合があり、職場などでは人間関係が悪化して居場所を失い、さらに不調を起こすといった悪循環に陥りがちです。本人は、ものごとがうまくいかなかったり自分が落ち込んでいるのは、会社や家庭や周囲の人のせい、あるいはうつ病のせいであり、自分のせいではないと考える傾向がありますので、自分の生き方を見直してみることも大切です。一方、周囲の人は、適度な距離感を保ち、穏やかな雰囲気でできることとできないことを明確に伝え、議論を控えるようにするとよいでしょう。本人の訴えすべてを解決しようと奮闘し過ぎないことが大切です。

16. 女性のうつ病

女性は男性の約2倍うつ病になりやすいといわれていますが、その原因として、次のようなことが考えられています。

一つには、女性の身体は、月経、妊娠、出産、授乳、閉経と、一生の間に多くの変化を経験するために、女性では男性よりもホルモンバランスが大きく変化し、それが精神面にも影響を及ぼすのではないかと考えられています。

また、心を穏やかにするセロトニンの総量（セロトニンは脳の視床下部や消化管、血小板に広く分布しています）

が、男性のほうが女性よりも約52％も多いといわれています。このことは、女性が男性よりもセロトニン不足に陥りやすく、うつ病になりやすい理由とも考えられそうです。

さらに、女性の場合、特に社会的要因のために、男性よりも「学習性無力感」を持つ傾向があるともいわれています。学習性無力感というのは、アメリカの心理学者セリグマンが唱えたものですが、コントロール不可能な出来事の経験を繰り返すことによって学習される無力感のことをいいます。つまり、努力しても状況を変えることができないといったことが続くと、「今度もまたできないだろう」と無力感に陥り、抑うつ的になるためと考えられます。一般的に、うつ病にかかると、「すべてがうまくいかない」と考えたり、どんなに簡単なことでも、「私にはできない」と最初からあきらめたりする傾向が見られます。このような悲観的な考え方のパターンは、学習性無力感を背景としたものともいえるのでしょう。

近年、女性の社会進出が進む一方で、家庭では高齢化・核家族化が進み、老親の介護や家事・育児の負担が女性に重くのしかかり、女性のストレスが大きくなっていることも、うつ病にかかりやすくしているのではないかと考えられます。

女性特有のうつ病としては、主に「産後うつ病」と「更年期うつ病」が挙げられます。

産後うつ病は、出産後数週間から数ヵ月で起こるうつ病です。精神の乱れは、妊娠中にはそれほど頻繁に起こらな

いのですが、出産した途端に多くなります。出産直後の一時的なうつ状態（マタニティー・ブルー）が2週間以上続くときに、そこから産後うつ病に移行する場合もあります。特に初産の場合、周りの人は気をつけてあげましょう。もし産後うつ病になってしまったら、薬を正しく服用し、服薬中は授乳を控えます。日常生活の中では、家事の合間に適度に休憩を取りながら頑張り過ぎないようにして、家事や育児を夫と分担したり、実家の家族に育児を手伝ってもらうなど、周囲の人にサポートを求めることも大切です。育児では、地域の子育て支援制度などを利用する方法もあります。

中高年になると、閉経期にホルモンバランスの変化がきっかけで、更年期うつ病になることがよくあります。ところが、更年期うつ病は、気分の落ち込み、不眠、イライラなどの症状が現れていても、「更年期障害のせい」にされ、見過ごされてしまうことがあります。更年期うつ病の治療では、抗うつ薬の服用や女性ホルモンの補充が必要になります。日常生活の中では、老親の介護の負担や老後の生活の不安など、うつ症状を引き起こすストレスをできるだけ減らすようにしていくことが大切になってきます。

産後うつ病も更年期うつ病も、適切な治療が必要となります。異常を感じたら、すぐ医師に相談しましょう。

17. 高齢者のうつ病

　高齢者のうつ病は、その初期症状が認知症とよく似ているために「認知症が始まった」と勘違いされたり、元気がなくなったのも「年のせい」と片づけられることが多いため、見過ごされがちです。

　主な症状のサインには、うつ気分がある、夜眠れない、食欲がなくなった、好きなことをしなくなった、物忘れの自覚がある、家の中にこもりがちになった、簡単な家事しかできなくなったなどがあります。

　高齢者のうつ病と認知症では、ボケたかのように見える行動（例えば、物忘れ、日常生活の活動の低下、理解力の低下、話が通じないなど）が共通して見られます。一方、高齢者のうつ病ではうつ気分が常にありますが、認知症ではうつ気分がないことが多いという点で違いがあります。

　高齢になると、病気や老化により、脳の器質的な変化が生じやすくなります。また、配偶者や知人との死別、退職による地位の喪失、身体機能の低下など、さまざまな喪失体験がありますし、経済的な不安などもあります。これらがストレスとなり、うつ病を招くといわれています。

　治療は、薬物療法が中心に行われます。ただし、高齢者では、代謝機能が低下しているために副作用が出やすいですので、少ない種類を少量から始めるのが普通です。現在治療中の病気や服用中の薬は必ず医師に伝えることが大切です。緑内障や前立腺肥大は、抗うつ薬が症状を悪化させ

ることがあります。

　高齢者が一人暮らしの場合には、発見が遅れ、重症化しやすい傾向があります。様子がおかしいと感じたら、年のせいと決めつけず、早めに医師に相談しましょう。

18. 抗うつ薬

　人間の脳の中には約 1,000 億個の神経細胞があり、これらの神経細胞は連結して複雑で綿密なネットワークを形成し、情報を伝達し合っています。私たちの思考や感情、意欲は、こうした神経のネットワークが複雑に働いて生み出されるため、それぞれの神経細胞間で情報がスムーズに伝達し合っていかなければなりません。

　ネットワークを通して情報が伝達されるとき、情報はそれぞれの神経細胞の中を電気信号の形で伝わります。それがシナプス終末と呼ばれる神経細胞の末端まで伝わると、シナプス小胞という多くの球体から脳内神経伝達物質と呼ばれる化学物質が神経細胞間のシナプス間隙に放出されます。シナプス終末から放出された神経伝達物質は、次の神経細胞の表面にある多数の受容体と結合して、その神経細胞を興奮させ、情報が伝達されていくことになります。

　神経伝達物質は、現在わかっているだけでも 100 数種類あるといわれますが、中でも気分や意欲、不安、興奮、快

楽などの情報伝達にかかわっているのがセロトニンやノルアドレナリン、ドパミンなどです。これらはすべての神経で同じように放出されるのではなく、神経系ごとに特定の神経伝達物質が働いています。つまり、セロトニン神経系ではセロトニンが、ノルアドレナリン神経系ではノルアドレナリンが中心となって神経と神経をつなぐ役割を果たしています。

うつ病の場合には、セロトニンやノルアドレナリンという神経伝達物質が関係している神経系に不調が起きていて、シナプス間隙のセロトニンやノルアドレナリンが減少し、神経細胞間での情報伝達がうまくいかなくなっていると考えられています（モノアミン仮説）。これらの神経伝達物質は、シナプス終末からシナプス間隙に放出され、情報伝達の役割を終えると、トランスポーターから再び元の神経細胞に取り込まれて分解されます。そこで、抗うつ薬は、この再取り込みを阻害することで、シナプス間隙の神経伝達物質を増やし、神経細胞間の情報がスムーズに伝わるようにします（**図6**）。うつ病では、このように脳の神経系に不調が起きているのですから、一日も早く神経系の調子を元に戻すために抗うつ薬による治療が行われるのです。

モノアミン仮説に基づいて開発されている薬には、三環系抗うつ薬、四環系抗うつ薬、選択的セロトニン再取り込み阻害薬（SSRI）、セロトニン・ノルアドレナリン再取り込み阻害薬（SNRI）があります。それぞれの特徴を簡単に述べます。

18. 抗うつ薬

1個の神経細胞
- 樹状突起
- 神経細胞体
- 軸索
- 情報（電気信号）
- シナプス（結合部）

うつ病の場合

- シナプス小胞
- トランスポーター〔シナプス終末から放出された神経伝達物質を再取り込みする〕
- 神経伝達物質
- シナプス間隙
- 受容体〔神経伝達物質を受け止める〕

うつ病の場合には、セロトニンやノルアドレナリンという神経伝達物質が関係している神経系に変調が起きており、シナプス間隙のセロトニンやノルアドレナリンが減少している。

抗うつ薬を使うと

- 抗うつ薬〔神経伝達物質の再取り込みを阻害する〕

情報伝達がスムーズになる → 情報

三環系抗うつ薬やSSRI、SNRIは、神経伝達物質がトランスポーターから再取り込みされるのを阻害して、シナプス間隙の神経伝達物質の量を増やす。

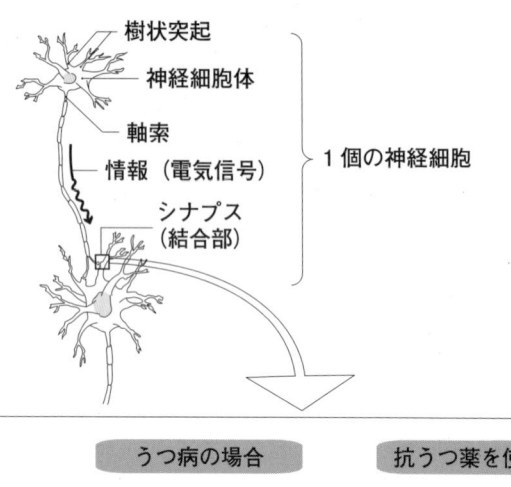

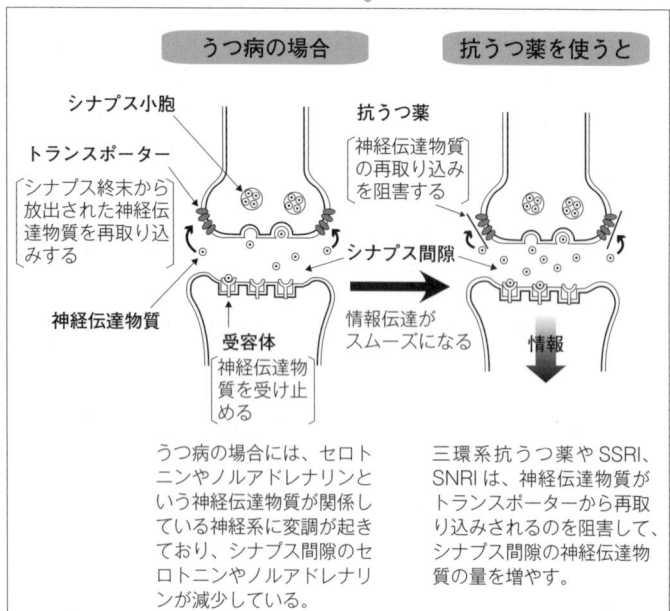

図6　抗うつ薬は脳内の情報伝達をスムーズにする

1) 三環系抗うつ薬および四環系抗うつ薬

　三環系抗うつ薬はセロトニンとノルアドレナリンの再取り込みを阻害し、四環系抗うつ薬は主にノルアドレナリンの再取り込みを阻害します。三環系抗うつ薬は、うつ病に対する改善率が70～80％と効果が高く、SSRIやSNRIが効かない場合や重症のうつ病に効果があるといわれています。四環系抗うつ薬は、三環系抗うつ薬よりも効果は低いのですが、副作用が比較的少ないため、高齢者にも用いられます。三環系抗うつ薬と四環系抗うつ薬は、セロトニンやノルアドレナリン以外のアセチルコリンという神経伝達物質の受容体にも影響を及ぼすために、口渇、眠気、かすみ目、便秘、立ちくらみ、ふらつき、排尿困難などの抗コリン作用といわれる副作用が見られます。これらの副作用も服薬を継続していると軽減していきます。あまり強い場合には、医師に相談し、減量したり、他の薬に変えてもらったりするとよいでしょう。

2) 選択的セロトニン再取り込み阻害薬（SSRI）

　SSRIは、神経伝達物質のうち、セロトニンの再取り込みを選択的に阻害します。セロトニン以外の神経伝達物質に影響を及ぼさないため、副作用が少ないといわれています。ただし、特に飲み始めに吐き気や嘔吐などの消化器系の症状が現れる場合があります。これは、セロトニンが脳内だけでなく消化管などにも幅広く分布しており、SSRI

が胃に存在するセロトニンの働きも強めてしまうためなのですが、「強い薬」「胃に悪い薬」と誤解されることがあります。また、SSRIに限らず、どの抗うつ薬にも効果が出るのに時間がかかるという欠点があり、開始から少なくとも2週間は飲み続けなければなりません。そうなると、薬の効果が出ないうちに副作用だけがすぐに出てきますので、飲み始めてからの数週間は「こんな薬を飲んで意味があるのか」と疑問を持ちやすくなります。このような副作用も、飲み始めだけに一時的に起こる現象で、その後次第に消えていきます。また、少ない量からゆっくり飲み始めると、こうした副作用は起きにくくなるようです。食事と一緒に服薬することも助けになるでしょう。

SSRIは、うつ病だけでなく、パニック障害、全般性不安障害、強迫性障害、社交不安障害、心的外傷後ストレス障害（PTSD）、摂食障害などのセロトニン神経系が関係していると考えられる病気に対しても効果があることがわかっています。

3) セロトニン・ノルアドレナリン再取り込み阻害薬（SNRI）

SNRIは、神経伝達物質のうち、セロトニンとノルアドレナリンの再取り込みを選択的に阻害します。SSRIと比べて消化器系の副作用は少ないといわれていますが、前立腺肥大症の人では、排尿困難がより強くなることがありますので注意が必要です。

第III章

ストレス病
(ストレス関連疾患)
～神経症(不安障害)～

1. 神経症とは

　神経症は、ストレスに対する反応が心に現れ、その影響で心身の両面に多様な症状を引き起こす病気の総称です。

　その症状によって、「パニック障害」「強迫性障害」「社交不安障害」など、さまざまなタイプに分類されていますが、いずれのタイプも基盤にあるのは「不安」という感情です。このような神経症の基盤にある不安と、その人の不安に対する不適切な対処が相まって、さらに不安が募り、さまざまな症状が固定化して、神経症という病気へとつながっていきます。

　不安は、誰でも日常的に感じます。自分の将来や老後の生活、子どもの成長を心配したり、あるいは外出先で戸締りや火の始末を忘れたのではないかと不安になったりすることはよくあることです。しかし、いつも不安にとらわれていることはないはずです。神経症になる人では、そうならない人に比べて、不安にとらわれやすいという特徴があります。耐え難いような極度の不安が常につきまとい、その苦痛は日常生活や社会生活に支障が出るほどになってしまいます。

　神経症の身体症状には、不眠や食欲不振、頭痛、めまい、息苦しさ、動悸、吐き気といった症状のほかに、気を失う、けいれんを起こす、手足がまひする、声が出なくなる、立てなくなる、歩けなくなるといった劇的な症状もあります。しかし、身体の病気ではありませんので、検査を

しても身体的な異常は見つかりません。

　一般に、神経症は、思春期後期から成人期にかけて始まります。さまざまな精神疾患の中で、神経症はうつ病と並んで非常に頻度の高い病気です。ところが、神経症の症状に悩んでいる人たちすべてが専門の診療科（精神科や心療内科）を受診しているわけではありません。受診している人たちはほんの一握りに過ぎないと考えられます。そのほかの人たちは、神経症では身体症状も現れることから、内科や婦人科、泌尿器科、皮膚科、整形外科などあらゆる身体科を受診します。救急外来の常連さんになっている人もいます。放って置いても良くなることはなく、不安から外出できなくなるなど、徐々に状態は悪化していきます。しかし、薬物療法や心理療法によって症状はかなり改善します。不安による苦痛が日常生活に極めて大きな支障をきたしている場合には、一人で苦しまずに思い切って専門科の門をたたいてみましょう。

　近年、神経症の症状に有効な薬が発見されたり、神経症には心理的な要因ばかりでなく、遺伝的なかかりやすさや脳の働きの変調が関係していることが明らかになり、神経症が雑多な障害の集まりであることがわかってきました。それに伴い、神経症という言葉はアメリカの診断基準であるDSMからは消え、「不安障害」という名称が使われるようになりました。WHOのICD-10では、神経症性障害という総称として残っているのみです。ただ実際には、従来からの「〜神経症」という言葉が用いられることがまだまだ多いため、本章では不安を伴った心身の病気の総称と

いう意味で、便宜的に、神経症という言葉を用いています。

2. 神経症の不安と健康範囲内の不安の違い

健康な人でも日常的にさまざまな不安を体験していますが、神経症の不安と健康範囲内の不安には違いがあります。表7は、両者の違いをまとめたものです。

神経症の不安は、不安になった理由や対象がはっきりせず、ただ内側から突き上げてくる不安です。そのため、言葉で表現することができず、周囲の人たちにも理解してもらえません。また、自分が我慢できないほどの状態が長期

表7 神経症の不安と健康範囲内の不安の違い

	神経症の不安	健康範囲内の不安
理由・対象	ない	ある
言葉での表現	表現しにくい	表現できる
周囲の了解	理解してもらえない	理解してもらえる
我慢	我慢しにくい	我慢できる
持続	長く続く	長く続かない
同じ不安が再び起こることへの不安	続く	いったん去れば気にならない

(笠原　嘉：不安の病理．岩波書店，1981．より作成)

に続きます。しかも、このような不安が再び起こるのではないかという不安が続きます。

　これに対して、健康範囲内の不安は、身体の病気、家族の死や病気、試験など、具体的な出来事に対して不安になるというように、不安になる理由や対象がはっきりしています。そのため、本人はその内容を表現できますし、それを聞いた周囲の人たちもその内容を理解してくれます。また、その不安は我慢できる程度で、その期間も短く、一夜熟睡すればずっと軽くなる程度のものが多く、まれに長くても数ヵ月で回復します。不安がいったん消失すると、同じような不安は再び起こらないのが普通です。

　神経症の不安と健康範囲内の不安にはかなりの違いがありますが、全く別のものではなく、程度の問題であって、それらは連続的につながっていると考えられています。おおむね、不安によって日常生活に支障をきたすならば病的な不安で、支障をきたさないならば健康範囲内の不安と考えられます。病的な不安の場合、自分でコントロールすることは難しいですので、専門医（精神科医や心療内科医）にかかって不安の原因をはっきりさせたうえで、薬物療法や心理療法などの治療を受ける必要があります。治療が必要かどうかわからないときは、まずかかりつけの医師に相談するとよいでしょう。

3. 不安のメカニズム

　心の不安のメカニズムについても、薬が効くとわかった時点で大きく研究が進みました。

　私たちが何か嫌なことがあってもすぐに忘れてしまうのは、神経回路の途中で抑制性神経系が神経の伝達を抑えているからなのですが、この抑制性神経系はGABA（ギャバ）神経系と呼ばれるもので、その神経細胞の末端から放出されるのがGABAという神経伝達物質です。GABAが次の神経細胞にあるGABA受容体に結合すると、塩素（食事から摂取する塩分の成分）を通す門がパッと開いて塩素が神経細胞の中に流れ込みます。この塩素が流れ込むと神経伝達が止まります。

　また、現在、抗不安薬として広く用いられているベンゾジアゼピン系抗不安薬は、GABAがGABA受容体と結合して塩素が流れ込むのを促し、抗不安作用を示します。

　これらのことを逆に考えれば、私たちが不安になるということは、神経伝達が止まっていない状態であるということです。つまり、何度も何度も不安な考えが出てきたり、嫌なことを思い出すということは、脳内で神経回路がずっと回っているということであり、それを止める働きがうまくいっていないということになります。そこで、ベンゾジアゼピン系抗不安薬を服用すると、神経伝達が止まって不安な考えや嫌なことを忘れてしまうというわけです。

　このように、不安を持つということは、脳内で何らかの

神経伝達が止まっていない状態を表しているということであり、これが不安のメカニズムと考えられています。

4. 神経症になりやすい性格

　神経質で、心配性、几帳面、完璧主義、潔癖性、自分のやり方にこだわるといった性格の人は、神経が細やかで感情に支配されやすいため、些細なことでも不安になりやすく、その不安がどんどん大きくなってしまうことから、神経症につながりやすくなります。

　また、感じやすい、傷つきやすい、引っ込み思案な性格の人は、自分に自信が持てないため、不安にとらわれやすく、神経症になりやすいようです。

　さらに、依存心が強過ぎる、感情的になりやすい、自己中心的で自己愛が強く、柔軟性に欠ける性格の人は、周りの人や環境に対して不満を抱きやすく、その不満を自分の中でうまくコントロールできず、葛藤を生みやすくなります。こういう人は、ストレスを受けやすく、またそれにうまく対処できないため、ストレスによって感情のコントロール機能がさらに低下し、神経症にもかかりやすいといえます。

5. パニック障害

　かつて「不安神経症」と呼ばれていた人たちの中に、急性の不安発作を頻回に起こす人たちと、慢性的に不安を訴える人たちがいることがわかり、現在の新しい分類では、前者をパニック障害、後者を全般性不安障害と呼んでいます。

　ここでは、最近、注目されているパニック障害について説明しましょう。

　パニック障害は、特に身体の病気がないのに、ある日突然、動悸や発汗、ふるえ、呼吸困難、胸の圧迫感、吐き気、めまい、ふらつき、手足のしびれなど、自律神経系の身体症状を伴う激しいパニック発作に襲われ、このようなパニック発作を繰り返し起こしたり、発作がまた起こるのではないかという「予期不安」が続いて、日常生活に支障が出てくる病気です。

　パニック障害の生涯発症率は2〜5%です。また、単発性のパニック発作のみを経験したことのある人は人口の10%以上はいると推定されていますので、潜在的な人数は多いと考えられます。20〜30歳代の若い人に多く、女性は男性の2〜3倍多いといわれています。

　パニック障害の人では、心配性で、神経質、依存的な性格傾向が見られます。明るく外交的で、社会生活にもきちんと適応してきたという人が多いようです。

　パニック障害の原因はまだはっきりとはわかっていませ

んが、脳の神経伝達機能の異常や体質的な要因（特に自律神経系の過敏な状態）、身体感覚に対する過敏さ、「破局的解釈」（動悸を感じるとすぐに死ぬのではないかと考えるなど）、過労や心労などのストレス、誘発物質による刺激などが関係していると考えられています。

「晴天の霹靂(へきれき)」という言葉がありますが、晴れ渡った空に突然雷が鳴り響くという意味で用いられるこの言葉が、パニック発作の特徴をよく言い表しています。パニック発作は、特に緊張しているわけでもなく、予期しないときに起こります。夜中に寝ているときに起きたりすることもあります。本人は「死ぬのではないか」「気が狂うのではないか」という激しい恐怖感にとらわれるほどです。しかし、その本態は、自律神経系の身体症状を伴う急性・突発性の不安ですので、発作で死ぬことはありません。パニック発作のピークは10〜15分間で、長くても1〜2時間もすると自然に治まります。しかし、あまりの恐怖に、あわてて救急車を呼んでしまうことも少なくありません。そのため、急に苦しくなって倒れたり、救急車で担ぎ込まれる人の3分の1はパニック障害といわれているほどです。本人は非常に辛いのですが、医療機関に着いたころには症状がなく、また身体の病気ではないために、検査をしても異常が見つかりません。

パニック障害は、しばしば「広場恐怖」に発展することがあります。広場恐怖というのは、パニック発作が起きたときに、そこから逃げることも助けを求めることもできないような場所や状況に留まることへの恐怖のことをいいま

す。広場恐怖が生じやすい場所や状況には、家の外に一人でいる、バスや電車、自動車、飛行機で移動している、レストランやスーパーにいる、列に並んでいる、橋の上にいる、混雑の中にいる、渋滞にはまるなどがあります。広場恐怖の人は、発作を恐れて、パニック発作が起きそうな場所や状況を回避するといった「回避行動」をとるようになりますが、回避の対象がどんどん増えてしまうと、行動範囲が狭くなって、日常生活に支障をきたすという結果に陥ってしまいます。

　そして、「以前のように自分が動けなくなってしまった」「以前の自分だったらこんなことはなかったのに」と感じるようになると、自己効力感（簡単に言うと、今からやろうとしていることに対する自信）が低下し、楽しみが減ったり、落ち込んでしまったり、罪悪感が生じたりといった抑うつ症状が二次的に出たりします。

　パニック障害の治療では、まず、パニック発作を抑える効果のある薬をしばらく飲むことです。SSRIや三環系抗うつ薬、ベンゾジアゼピン系抗不安薬などが使用されます。そして、広場恐怖や予期不安を改善するために認知行動療法を組み合わせます。認知行動療法では、認知再構成法（破局的解釈の修正）やエクスポージャー（曝露療法）、呼吸コントロール技法、リラクセーション法などが用いられます。

　日常生活の中でパニック発作を起こしやすくするものには、ストレスや睡眠不足、過労、ダイエットなどによる低血糖、風邪、たばこ、炭酸ガス、乳酸、カフェインなどが

あります。予防法としては、日ごろからストレスをためない、過労や睡眠不足にならない、適当に気分転換するなどを心がけましょう。コーヒー好きで、濃いコーヒーを何杯も続けて飲んで、それが初回の発作の引き金になったというケースもありますので、飲み過ぎには注意しましょう。

　家族や周りの人は、パニック発作が起きたら、冷静に対応することが大切です。「大丈夫。すぐに治まるから落ち着いて」と優しく声をかけてあげてください。そのほか、呼吸が浅く過呼吸のようになっていたら、ゆっくり腹式で呼吸をするように声をかける、シャツやズボン、スカートのボタンをはずして胸元や腹部を緩める、室内や車内のときは窓を開けて外の空気を入れる、太陽の下にいるときは日陰に移動するなどのサポートをしてあげましょう。

　重要な点は周りの人たちが不安にならないことです。不安感はすぐに本人にも伝わり、本人の不安や緊張をいっそう増強してしまう可能性があります。周りの人はどんと構え、「いつ発作が起きても大丈夫」という安心感を漂わせるくらいの状況をつくることができるかどうかがポイントになります。

6. 強迫性障害

　強迫性障害（OCD）は、かつて「強迫神経症」と呼ば

れていたものです。

　強迫性障害とは、強迫症状が繰り返される病気です。強迫症状は、強迫観念と強迫行為に分けられます。強迫観念とは、自分でも無意味だとわかっているのに、繰り返し頭の中に浮かんでくる考えのことで、強迫行為とは、その強迫観念に伴う恐れや不安を打ち消して一時的な安心を得るために、自分でも無意味だとわかっていながら繰り返してしまう行為のことをいいます。

　強迫性障害の人は、強迫症状を自分でも無意味だ、バカバカしい、過剰だとわかっているのですが、それでもこうした考えや行為にとりつかれてしまい、そこから抜け出せなくて非常に苦しめられています。そればかりか、無意味な考えや行為に時間が費やされ（1日1時間以上が目安とされています）、なかなか外出ができなかったり、仕事や学校などに遅れたりなど日常生活にも大きな支障が出たり、他の人との人間関係に問題が生じたりして、医学的な治療が必要になっている状態です。

　強迫性障害の生涯発症率は2〜3%といわれています。男女ともほぼ同率に起こります。初発年齢は男女に違いがあり、男性では10歳代半ばぐらいまでに始まることが多いのに対し、女性では20〜30歳代で、特に結婚や出産をきっかけに発症することが多いといわれています。

　強迫性障害では、多くの場合、強迫観念と強迫行為がセットになって起こり、強迫観念を和らげるために強迫行為が繰り返し行われるという関係があります。比較的よく見られるものに、誤りや見落としがあったのではないかとい

う強迫観念に駆られて、何度も繰り返し確認するというような確認行為をして、次の行動に移れなくなってしまうというタイプのものがあります（確認強迫）。例えば、ガス栓を閉めたか、電気を消したか、戸締りをしたか、仕事の書類にミスはないかというような強迫観念に駆られて、何度も確認行為を繰り返します。普通の人は1～2回確認すると安心して次の行動に移れますが、強迫性障害の人は1時間も2時間も同じことを繰り返して次の行動に進めなくなります。また、何かに触って自分が不潔になったのではないか、あるいは自分が汚れていて、周りの人やものに汚れを移してしまうのではないかという強迫観念にとらわれて、何度も洗浄行為を繰り返すというタイプもよく見られます（洗浄強迫）。

　強迫観念には、刃物を見ると自分や他人を傷つけてしまうのではないか、ホームから人を突き落としてしまうのではないか、満員電車の中で自分が痴漢をしてしまうのではないか、あるいはこうしたことをしてしまったのではないかといったものもありますが、実際には、こういう強迫観念がそういう行動に結びつくことはまずありません。

　強迫行為は、やっているうちに、だんだん儀式的になってくることがあります。例えば、洗浄行為を繰り返していると、洗えば洗うほどきれいになったという実感が不確実になってきて、その不確実になった実感を補うために、「50回洗う」といった回数を決めるなど、一つの儀式にしてしまうのです。そうすると、「50回洗ったから大丈夫」というように、自分に言い聞かせることができるわけで

表8 強迫症状

強迫観念	
攻撃	他人に危害を加えてしまうのではないかと怖くなる
汚染	汚れやばい菌を過剰なくらいに心配している
性	道徳に反したり、倒錯的な性的考えや想像、衝動にとらわれる
節約	たくさんの物をため込んだり、節約しないと気が済まない
宗教	宗教的なものや神聖なものを冒瀆してしまうのではないかと恐れる
正確	物を対称的に揃えたり、何でも正確でないと気が済まない
身体	病気や身体の不調に対して過度に心配してしまう

強迫行為	
清潔	入浴・歯磨き・トイレなどを過度に長い時間儀式的に行う
確認	何らかの失敗をしなかったかいつも確認する
儀式	何度も書き直したり、読み直したりしないといけない
数え	何でも数えないと気が済まない
整理	何でもきちんと整理したり並べないと気が済まない
収集	何でもためておいたり集めないと気が済まない

(浜垣誠司,高木俊介,漆原良和,他：自己記入式 Yale-Brown 強迫観念・強迫行為尺度（Y-BOCS）日本語版の作成とその検討．精神神経学雑誌．101（2）：152-168，1999．；丹野義彦：エビデンス臨床心理学－認知行動理論の最前線．日本評論社，2001．を参考に作成）

す。

そのほかにもさまざまな強迫症状がありますので、**表8**にまとめています。

強迫性障害の原因についてまだよくわかっていませんが、脳内神経伝達物質の一つであるセロトニンに関連した

神経系の働きを調節するSSRIが有効であることから、強迫性障害にはセロトニンが関係していると考えられています。

強迫性障害になりやすい性格としては、真面目、潔癖、完璧主義、理想が高い、頑固、柔軟性に乏しい、優柔不断で決断力に乏しい、仕事人間、数字にこだわるといったものが挙げられます。こうした性格は、一般の健康な人でも見受けられるもので、程度を超えなければ、それ自体は病的なものではありません。強迫性障害は、強迫の程度が病的なほどに著しくなったものです。

これまでの研究では、健常者の約84％の人が強迫性障害の人に見られる強迫観念と同じような考えを体験しており、強迫行為についても健常者の約55％の人が経験しているという報告があります。鍵をかけたかどうか不安になって確認したり、不潔になるのが心配で手を洗ったりすること自体は必ずしも悪いことではありません。むしろ、これらのことは安心して生活するために必要なことでもあります。ただそこで、強迫性障害の人では、苦痛が大きく、自分でコントロールできないという点に違いがあります。つまり、健常者ではそうした強迫観念が浮かんでも気にしないですぐに忘れてしまうのですが、強迫性障害の人では非常に苦痛で気になって仕方がありませんし、不安を弱める強迫行為も、健常者ではそれほど面倒ではなく苦痛でもないのですが、強迫性障害の人では頻回に行わざるを得ないために苦痛で、生活に支障をきたしてしまいます。

強迫性障害の治療には、薬物療法や認知行動療法などの

心理療法が用いられます。

　薬物療法には、SSRIや三環系抗うつ薬が用いられます。三環系抗うつ薬の中でもクロミプラミンという薬は、セロトニンの再取り込み阻害作用の選択性の高い薬です。認知行動療法は、強迫行為に対する「曝露反応妨害法」を基本に認知の修正（変容）を加えて行われます。

　強迫性障害の人は、自分の強迫観念や強迫行為を無意味だとか不合理なものだと自覚していますので、家族や周囲の人に知られて「頭がおかしいのでは」と思われないかと不安で、症状を隠そうとすることが少なくありません。しかし、強迫性障害は、強いこだわりにとらわれてしまっている病気であり、決して「頭がおかしくなった」わけではありません。適切な治療によって治るものです。ただし、自分一人で習慣化した行動を変えるのは難しいことです。「わかっちゃいるけどやめられない」というところにこの病気の苦しさがあります。一人で苦しまずに、思い切って専門家（精神科医、心療内科医、臨床心理士など）の助けを借りてみましょう。

　日常生活では、気持ちに余裕がなくなると、行動をコントロールできず過度に繰り返すようになりますので、日ごろから余裕のある生活をしてストレスをためない、リラクセーション法を習得して不安のレベルを下げる、一人でくよくよと考え込まないで相談できる相手（ソーシャル・サポート）を確保するなどを心がけましょう。

　強迫性障害の症状にいち早く気づいて、その後の治療を支えることができるのは家族です。家族の人は、病気につ

いての認識を深め、強い不快感や不安にとらわれてしまった苦しみを理解することが大事です。病気になった原因を過剰に追究せず、本人が治そうと頑張っていることを理解し、ねぎらってあげましょう。治療には時間がかかりますので、本人が焦らず治療に取り組めるような環境づくりも大切です。時には、スポーツをしたり、外出したりするなどして気分転換も必要です。

強迫行為に対しては、安易に手を貸さないようにします。家族中を巻き込んだ複雑な強迫症状にエスカレートすることがあるからです。そのようなときは、思いやりのある言葉で手伝えないことを説明したり、主治医を交えてルールをつくるとよいでしょう。

7. 社交不安障害

社交不安障害（SAD）は、2008年の日本精神神経学会で「社会不安障害」から名称が変更されたものです。

社交不安障害とは、他の人と話したり他の人がいる前で行動したりするときに、それが不適切で恥ずかしい思いをするのではないか、間の悪い思いをするのではないかと非常に心配したり、あるいは自分が不安に感じていることが周りにわかってしまうのではないかと恐れるために、毎日の生活や仕事に支障が生じている病気です。

こうした社交不安障害の不安は、他の人から否定的な評価を受けたり批判されたりすることに対する過剰な恐怖によって引き起こされます。

　社交不安障害の人は、劣等感が強く自分に対して自信がなくて、自分がしていることは意味がないと考えたり、バカにされたりするのではないかと心配し、否定的に考えるようになっています。そのため、ある程度の症状の重い社交不安障害の人は、多くは苦手な対人場面を回避し続けるなど、社会生活を思うように送ることができず、人によっては長期にわたってひきこもりに近い生活を送っている人もいます。また、やむを得ず苦手な状況に入ったときには、非常に強い苦痛を感じます。

　日本人特有の「対人恐怖症」というのがありますが、対人恐怖症は少し顔が赤くなる、手がふるえてしまう、言葉が出ないといった人見知り程度から、妄想性障害に至るまで病態の幅が広く、対人恐怖症のすべてが社交不安障害というわけではありません。ただし、対人場面で不安を感じ、そういった場面を回避しようとする点では、両者は共通しています。また、軽度から中等度の対人恐怖症と社交不安障害は、かなり似ているところがあるようです。

　社交不安障害の生涯有病率は3〜13%で、比較的よく見られる病気です。そのうえ、社交不安障害とは診断されないけれども、人前で行動したり話したりすることに恐怖を感じている人は、社交不安障害と診断される人の数倍以上存在しているともいわれています。

　10歳代半ばでの発症が多く、平均発症年齢は15.5歳で、

多くの人は25歳までに発症しています。その後、症状が改善する人もいますが、そのまま症状が続いたり、次第に悪化したりする人が多く、長期に経過する病気です。発症頻度に男女差はないといわれています。

社交不安障害の原因には、遺伝的な要因や脳内神経伝達物質が関係しているなど、生物学的要因がかかわっている可能性が近年の研究で示唆されています。その一方で、養育環境や状況の影響がかかわっていることも従来から指摘されており、おそらくは両者が関係している場合が多いと考えられます。

社交不安障害には、非全般性社交不安障害と全般性社交不安障害があります。前者は、人前で話をする、人前で字を書く、電話に出る、人と一緒に食事をするといったように、ある限られた状況でのみ不安な気持ちやそこから立ち去りたいという強い恐怖を覚えます。友達とフランクにおしゃべりをするといった状況では平気であったりします。後者は、人とかかわるほとんどの状況で強い不安や恐怖を感じます。人前で何かをするということだけでなく、日常的な買いもので誰かとやり取りをする、職場の同僚と会話をする、友達同士で雑談するといったことでも、極度に緊張して恐怖を覚えます。したがって、全般性社交不安障害のほうが日常生活での障害はより大きいといえます。

社交不安障害になりやすい性格特徴としては、人間関係に敏感で感受性が高い、周りの人に対して過剰に気を遣う、自分の能力に自信がなく劣等感を持ちやすい、自分に対しての評価が低くドジを踏みやすいと思い込んでしまっ

ているなどがあります。このような特徴は、ますます不安・緊張状態をつくりやすくしてしまいます。

精神科の病名がつくことには、いろいろなメリットやデメリットがあると思いますが、社交不安障害を抱える人の場合、社交不安障害という病名がつくことに対してポジティブな反応を示す人が多いようです。それは、これまであがり性や引っ込み思案など性格の問題とあきらめていたことが、病気の一つとしてとらえることにより、治療によって改善できるものと考えられるようになるからなのでしょう。実際、これまでうつ病の薬として用いられてきたSSRIのフルボキサミンという薬が、社交不安障害に対して効果があることが認められています。

社交不安障害の治療法には、薬物療法や心理療法が用いられます。

薬物療法には、SSRIを中心に、ベンゾジアゼピン系抗不安薬やβブロッカーなども用いられます。

ベンゾジアゼピン系抗不安薬は、前述のように、脳内神経伝達物質の一種であるGABAの働きを調節することによって、不安や興奮をコントロールします。ベンゾジアゼピン系抗不安薬には、急速に効果が現れて作用時間が短いものや作用時間の長いものなど、さまざまなタイプがあり、症状に応じて使い分けられます。社交不安障害の人では、治療の成り行きについても大変な不安を感じることがありますので、比較的速効性のタイプのベンゾジアゼピン系抗不安薬が治療の初期に用いられることがあります。副作用には、眠気、めまい、ふらつき、食欲不振、疲労感な

どが比較的見られます。眠気などは、服用直後に出やすいといわれています。また、ベンゾジアゼピン系抗不安薬は「頓服薬」としても用いられます。

βブロッカーは、不安や緊張が高まったときに起こる動悸や息切れ、ふるえ、発汗などの身体症状を抑える薬です。身体症状は、脳内神経伝達物質の一種であるノルアドレナリンが全身の交感神経を刺激することによって起こりますので、このノルアドレナリンが結合する神経細胞のβ受容体をβブロッカーがブロックすることにより、交感神経の働きを抑制します。βブロッカーも頓服薬として用いられることがあります。

頓服薬は、重要な会議の直前など、その人が不安や緊張を感じやすい状況が予期される直前に頓用し、症状を一時的に抑えるために用います。ですから、頓服薬には、いざというときの「お守り」という意味合いがあり、症状がないときにはむやみに使用しない、用量や服用間隔などを守って使用するなどの点に留意する必要があります。

心理療法では、カウンセリングや認知行動療法（認知再構成法、エクスポージャー、アサーション、呼吸コントロール技法、リラクセーション法、注意分散法など）が用いられます。

社交不安障害は、適切な治療や指導を受けることによって改善・治癒することがしばしばです。ただし、適切な治療や指導が行われないまま放置すると、ときには一生涯続く場合もあります。社交不安障害は、うつ病やパニック障害、強迫性障害などの他の精神疾患と合併することが多い

ことでも知られており、その合併率は70〜80%にも上ります。しかも、社交不安障害が他の障害を合併していない場合の自殺率が1%であるのに対し、合併している場合には16%にも増大します。また、不安や緊張を紛らわすためにアルコール依存症に陥るおそれもあります。このようなことからも社交不安障害が疑われる場合には、早めに心療内科や精神科を受診することをお勧めします。

　家族や周りの人は、軽く背中を押して支えるような気持ちで、そのときどきで本人に少しずつがんばってもらうようにするとよいでしょう。ほどほどに不安を感じながらやれることを増やしていくことが大切なのです。そのためには、本人は不安な状況にあえて向き合い、現実の問題点を見つめ直して、自分の力や周りの人の援助を再確認していくことです。ただし、がんばり過ぎないように気をつけましょう。不安を感じているときは、一度にたくさんのことをやろうとせず、スモールステップで一つ一つ、自分が不安を感じる場面に向き合っていきます。

第Ⅳ章

ストレス病
（ストレス関連疾患）
〜心身症〜

1. 心身症とは

　心身症とは、ストレスによって心が不調になり、それが原因で起こる身体の病気の総称です。

　その発症には、ストレスとなる出来事そのものが原因となっている場合と、その出来事に対するその人の考え方や行動がストレスとなり、それが原因となっている場合があります。

　心の病気といわれるうつ病や神経症の患者さんも、頭痛や吐き気、胃の具合が悪いなどの身体の症状を訴えることがよくあります。しかし、うつ病や神経症では、身体症状の訴えがあっても、検査で異常は見つかりません。それに対し、心身症では、実際に身体の病気が存在しますので、身体症状の訴えがあるだけでなく、検査で何らかの異常が見つかるという違いがあります。例えば、胃が痛いという症状のとき、心身症では胃炎や胃潰瘍などの病変が認められます。

　このように心身症は身体の病気ですので、まずその治療が必要になりますが、根本の原因は心にあるため、同時に心の治療も行っていかないと、根本的に治すことはできません。

　心身症として起こる病気は、全身のさまざまな領域に現れます。気管支喘息や過換気症候群などの呼吸器系の領域から、胃・十二指腸潰瘍や過敏性腸症候群などの消化器系の領域、高血圧や狭心症、起立性調節障害などの循環器系

の領域、緊張型頭痛や片頭痛などの神経・筋肉系の領域、アトピー性皮膚炎や円形脱毛症などの皮膚系の領域、糖尿病や神経性無食欲症（拒食症）、神経性大食症（過食症）などの内分泌系の領域まで、非常に広範囲にわたります。

　もちろん、身体の病気のすべてが心身症というわけではありません。例えば、アトピー性皮膚炎という皮膚が乾燥してかゆくてたまらなくなる病気があります。これは、アレルギー体質の人が起こしやすいのですが、アレルギーの病気も心の状態と関係があります。その人に強いストレスがかかったときに悪化し、ストレスが解消されると治まるというように、身体の病気であっても、その症状が精神的なストレスによって悪化し、それがなくなれば改善するという特徴を持つのが心身症なのです。

　抗生物質が発見され、国民病であった結核が必ずしも死に至らしめる病気ではなくなった20世紀後半、ちょうど入れ替わるように、癌や循環器疾患、脳血管疾患、糖尿病などが出現してきました。感染症と違って、これらの病気は、その背景に個人の生活習慣が関連していることから、「生活習慣病」と呼ばれています。例えば、喫煙、飲酒、過食、運動不足、睡眠不足、ストレスなどによって引き起こされます。

　こうした生活習慣病の中にも、高血圧や糖尿病、高脂血症、癌などのように、心身症として起こるものがあります。例えば、ストレス状態になると、まず心（不安、イライラ、緊張、過敏、抑うつ、焦燥、混乱など）と、それに続いて身体（疲労、倦怠、頭痛、動悸、息苦しさなど）に

反応が現れ、それらを解消するために、タバコを吸ったり、アルコールを飲んだり、あるいは甘いものを食べ過ぎるなどの行動を起こすようになります。確かに、これらの方法は一時的なストレス解消には役立つのですが、長期にわたってストレス状態が続くと、生活習慣の乱れの原因ともなってしまいます。このようにストレスから、過食によって肥満や糖尿病、高脂血症になったり、塩分の摂り過ぎによって高血圧になったり、喫煙によって癌になったりというように、生活習慣病が発症することがあるからなのです。さらに、ストレスは身体の免疫力を弱めるため、癌の進行を速めるともいわれています。

　身体の調子が悪くて病院に行ったもののはっきりとした病気が見つからない、適切な治療を受けているはずなのに不調が続いているといった場合には、ストレスからくる病気かもしれません。そのようなときは、心療内科を受診してみましょう。心療内科は、心身症など心と身体に出ている症状を心と身体の両面から診て、治療していく診療科です。

2. 心身症になりやすい性格・行動パターン

　心身症と関係するいくつかの特徴的な性格・行動パター

ンが知られています。

その一つに、虚血性心疾患（狭心症、心筋梗塞）になりやすい「タイプA行動パターン」があります。タイプA行動パターンの「A」は、攻撃的という意味の英語のアグレッシブ（Aggressive）の頭文字です。1950年代後半、アメリカの心臓病専門医フリードマンとローゼンマンは、心臓病外来の待合室にあるイスの座面の前の部分が早く擦り切れることに気づきました。これは、心臓病の患者さんにはせっかちな人が多く、すぐに立ち上がれるように浅く腰をかけていたためだったのです。こうしてせっかちで攻撃的なタイプの行動パターンをタイプA行動パターンと呼ぶようになりました。

タイプA行動パターンの4大特徴には、①攻撃・敵意（他人に対する攻撃傾向が強く、敵意に満ちている）、②時間的切迫・焦燥（常に時間に追われて焦りをあらわにする）、③競争（他人との競争関係を求める）、④達成努力・精力的活動（目標を達成しようと意欲的に努力する）が挙げられています。これらは、現代社会、特に欧米型の社会では非常に望ましいとされている特徴なのですが、当の本人は心身ともに闘い続けている状態にあり、慢性的にストレスを受けています。近年の研究では、虚血性心疾患と関連が強いのは、欧米では、タイプA行動パターンの特徴のうち「敵意」であり、日本では、むしろ「性急さ」や「ワーカホリック」といわれるような過剰適応であるという結果が出ています。

このような行動パターンによるストレスを受けている

と、交感神経系が活発になり、内分泌系の副腎髄質系も活発になって、アドレナリンの分泌が過剰になります。すると、血圧が上がったり、脈拍が増えたりなど循環器系に負荷がかかりやすくなりますので、虚血性心疾患になりやすいと考えられています。タイプA行動パターンを持つ人は、ストレスを受けているにもかかわらず、そのことをあまり自覚せずに無理を重ねた生活をする傾向があります。こういう傾向のある人は、過労になって身を滅ぼしかねませんので注意が必要です。

　また、タイプA行動パターンとはまったく対極のものに「タイプB行動パターン」があります。これはのんびりゆったりと生活し円満で優しい一方で、少し間の抜けたところもあるお人好し的なタイプです。タイプB行動パターンの「B」は、均衡、心の落ち着きという意味の英語のバランス（Balance）の頭文字からきています。欧米の研究によれば、タイプA行動パターンの人の心筋梗塞の発症率はタイプB行動パターンの人に比べて約2倍高いと報告されています。

　最近では、癌と関係のある「タイプC」も指摘されています。タイプCの「C」は、癌という意味の英語のキャンサー（Cancer）の頭文字です。タイプCの人は、不安、抑うつ、悲しみ、怒りなどの感情を抑圧する傾向があり、自己犠牲的で、過剰に周囲に合わせてしまいます。そのため、他人からの評価は高いのですが、自分を抑え、我慢しがちで、ストレスがたまってしまいます。このタイプの人は、癌になりやすく、発症後の経過も良くないことが多い

ようです。

　タイプCでは、副交感神経系が比較的優位になり、内分泌系の副腎皮質系が活発になります。すると、コルチゾールを中心としたストレスホルモンが分泌されますので、結果的に免疫系が抑制されます。免疫系が抑制されれば、身体の中に生まれた癌細胞が大きくなりやすくなる可能性があります。

　このほか、心身症になりやすい性格傾向として、「失感情症（アレキシサイミア）」と「失体感症」があります。

　失感情症というのは、自分の感情の動きを自覚できない、あるいはそれを言葉でうまく表現できない状態をいいます。何か辛いことがあっても、その辛いという感情に自分自身が気づいていなかったり、気づいてはいてもなぜ辛いのか、うまく言い表せなかったりするため、自分の感情としてとらえることが難しいのです。つまり、事実は言えるけれども、そのとき生じていた感情については適切に表現できないのです。

　失体感症とは、自分の身体感覚の気づきに乏しい状態をいいます。身体の病気にかかり、当然痛みを感じると思われる段階にあるのに、失体感症の人はそれを感じません。決して身体の感覚が鈍っているわけではなく、痛みがあってもそれが意識にのぼらないのです。

　このような人たちは、自分の心や身体の悲鳴に気づかないため、過度に仕事をし続けて、自らをストレス状態に置き続けてしまうので、心身症を発症しやすくなります。

3. 頭痛（緊張型頭痛、片頭痛）

　頭痛は誰もが経験のあるありふれた症状ですが、この頭痛には、日常的に起こる頭痛、脳の病気が原因で起こる頭痛、慢性頭痛の大きく3つがあります。日常的に起こる頭痛というのは、風邪や二日酔いなどによる頭痛のことであり、脳の病気が原因で起こる頭痛とは、くも膜下出血や髄膜炎、慢性硬膜下血腫、脳出血などによる頭痛のことをいいます。そして、慢性頭痛とは、いわゆる「頭痛持ち」の人の頭痛のことで、日本人の3人に1人が頭痛持ちといわれています。この慢性頭痛はさらに、緊張型頭痛、片頭痛、群発頭痛の3つに分けられます。このうち心身症として多いのは、「緊張型頭痛」と「片頭痛」です。

　慢性頭痛の人の多くは、医療機関を受診せずに、薬局で薬を買って対処していることが多いようです。しかし、頭痛は脳の病気のサインである場合がありますので、一度は必ず医療機関を受診して、検査を受けることをお勧めします。

1）緊張型頭痛

　緊張型頭痛は、慢性頭痛の中でもっとも多く、頭痛や頭重感、締めつけ感、肩こり、しびれなどが持続する病気で、頭がさえない、気分がすぐれないといった症状もあります。頭痛は両側性か頭全体に認められ、後頭部をギュー

ッと締めつけられるような痛みが生じます。片頭痛と違って吐き気や嘔吐はありませんが、一瞬めまいを起こすことがあります。

特に10～50歳代の女性に多く見られ、緊張しやすい神経質傾向の人に多いようです。

緊張型頭痛は「ストレス頭痛」ともいわれ、長時間のデスクワークやストレス、心労・過労が続いて、首筋などの筋肉が緊張することで起こります。

緊張型頭痛の治療では、薬物療法や心理療法が行われます。

薬物療法では、痛みを止める非ステロイド性消炎鎮痛薬（NSAIDs）や筋肉のこりをほぐす筋弛緩薬が用いられ、不安感やうつ状態などの精神症状にはそれらを軽減する抗不安薬や抗うつ薬などが使われます。心理療法では、自律訓練法などのリラクセーション法が用いられます。

日常生活では、筋緊張を解放する方法が有効ですので、ストレッチやマッサージで筋肉をほぐしたり、首や肩を温めて血行を良くするのもよいでしょう。プールでの背泳も効果的です。コンピュータなどの作業では、1時間に10分は休憩を入れて背伸びをするなど、同一の姿勢を続けないことが大切です。また、枕が高過ぎると頭痛が悪化しますので、バスタオルを2～3回折ったものを使って高さを調節しましょう。

2) 片頭痛

　片頭痛は、拍動性といってズキンズキンと脈打つような痛みが発作的に起こりますが、その痛みは頭の片側のこめかみから眼のあたりに起こり、頭の両側や後頭部が痛むこともあります。人によっては、頭痛に先立ってピカッとするような「閃輝暗点」といわれる前兆症状が起こります。吐き気を伴って吐く人も多く、吐き気が生じる段階まできてしまうと、しばらくは頭痛が治まりません。光や音に敏感になります。

　成人の有病率は 8.4% です。10～20歳代で始まることが多く、20～40歳代の女性に多く見られます。

　性格的には、いわゆる「片頭痛性格」といわれる几帳面な完璧主義の人に多く見られます。また、野心家が多いともいわれています。

　片頭痛の治療では、薬物が用いられます。片頭痛の前兆があれば、血管を収縮させるエルゴタミン製剤や痛みを止める NSAIDs を早めに飲みます。片頭痛が起きてからは、トリプタン製剤をすぐに飲むと効果があります。

　片頭痛は、脳血管が拡張するために起こるといわれていますが、空腹や寝不足、ストレス、疲労、喫煙、まぶしい光などが誘因になります。また、ワイン、チョコレート、チーズ、バナナ、化学調味料などの飲食物も誘因になります。日常生活では、これらの誘因となるものを避けるといったことが大切です。

　片頭痛が起こったら、血管を収縮させるために痛みがあ

る部分を冷やすと楽になります。カフェインには頭痛を和らげる作用がありますので、コーヒーや紅茶を1〜2杯飲むのもよいでしょう。

4. 過敏性腸症候群

「過敏性腸症候群（IBS）」とは、明らかな器質的異常はないのですが、排便によって改善する腹痛と便通異常（下痢、便秘）などの症状を繰り返すものをいいます。症状は1ヵ月以上続きます。

主とする症状によって、「下痢型」「便秘型」「下痢便秘交替型」に分類されています。便秘型も辛いけれども、下痢型はもっと辛いもので、便秘型では医療機関を受診する人が約3分の1であるのに対し、下痢型では半数以上といわれています。精神的な症状としては、不安や過敏、緊張、焦燥、抑うつなどを伴うことがあります。ときに、乗り物の中で強い腹痛や不快な気分を経験すると、「またお腹が痛くなったらどうしよう」という予期不安や、乗り物に乗ることが怖くなる広場恐怖を合併することがあり、通勤・通学電車に乗れないというように生活に大きな支障をきたすこともあります。

日本人の有病率は、ごく軽度のものまで含めると全人口の約20%と多いのですが、病院を受診する人はそのうち

の約20%です。女性は男性の1.6倍多く、女性では便秘型、男性では下痢型が多い傾向があります。20〜40歳代に多いといわれています。

原因としては、ストレスによって消化管の運動機能が障害されて下痢・便秘が生じるという「ストレス説」や、腸管に加わったわずかな刺激を敏感に「痛み」と感じてしまうという「内臓知覚過敏説」があります。内臓知覚過敏説では、刺激を感知する脳のほうが過敏になっているとも考えられています。

ストレスや緊張、不安、脂肪分の多い食物、乳製品、消化の悪い炭水化物（豆、とうもろこしなど）が誘因となって、症状を引き起こすことがあります。

この病気になる人は、性格的に、過剰適応、几帳面、内向的でなかなか自己主張ができない人が多いといわれています。

過敏性腸症候群の治療では、薬物療法や心理療法が行われます。

薬物療法では、腹痛には抗コリン薬、下痢には止痢剤（下痢止め）、便秘には緩下剤が用いられます。吸水性ポリマー製剤は下痢と便秘の両方に使えます。不安や抑うつの緩和には、抗不安薬や抗うつ薬なども使われます。

心理療法では、自律訓練法などのリラクセーション法の指導が行われます。自律訓練法を身につけ、不安・緊張を強いられる場面にあっても、症状が出ないよう心身の不安・緊張を軽減できるようにしていきます。また、カウンセリングによって原因となっているストレス（心理的葛藤

や不適応状態）の解消をはかります。乗り物に対する恐怖心があるときには、認知行動療法によって徐々に緩和していきます。

　日常生活では、暴飲暴食を避け、脂肪分の多い食事、乳製品などは摂り過ぎないようにし、食べると下痢をすることがわかっている食べものを避けるようにします。また、睡眠や食事の時間を一定にし、規則正しい生活を心がけるようにします。特に排便習慣が大切ですので、とにかく必ず毎朝トイレに行くという習慣を身につけましょう。勉強でも仕事でも、やり続けるのではなく、定期的に休憩をとるようにします。休日に仕事を持ち込むことが多いという人は、できるだけやめるようにしましょう。

　過敏性腸症候群の人は、くよくよと一人で悩むことが多く、それで余計に暗くなってしまいますので、日ごろから相談相手を持ち、気軽に相談したり、率直に自分の感じていることを表現する練習をしましょう。

5. 胃・十二指腸潰瘍（消化性潰瘍）

　「胃潰瘍」あるいは「十二指腸潰瘍」とは、胃あるいは十二指腸の粘膜を胃液が溶かし、ただれたりえぐれたりした状態のことで、痛みを感じたり、場合によっては出血を起こします。

胃は、通常、胃液を分泌して食べものを消化しています。胃液は、胃酸やペプシンなどの消化酵素を含んでおり、粘膜を溶かすほどの強力な消化力を持っていますので、胃は粘膜を守るために粘液を分泌して粘膜の表面を覆っています。胃酸やペプシンなどを「攻撃因子」、粘液や粘膜血流などを「防御因子」といいますが、通常はこの両者のバランスが保たれています。ところが、さまざまな要因によって、このバランスが乱れると、つまり、胃酸やペプシンの過剰分泌など攻撃因子が強くなり、粘膜表面の血流や粘液の減少など防御因子が弱まると、胃液が粘膜を溶かしてしまい潰瘍ができます。こうして潰瘍が胃にできるものを胃潰瘍、十二指腸にできるものを十二指腸潰瘍といい、両者を合わせて「消化性潰瘍」と呼びます。

　潰瘍の症状は、潰瘍痛といわれる上腹部痛が特徴的です。夜間や空腹時の痛みは十二指腸潰瘍に、食後の痛みは胃潰瘍に多く起こります。また、吐き気や嘔吐、胸やけ、げっぷ、腹満感、不快感、食欲不振などが見られ、ひどくなると出血し、吐血、下血することがあります。このほか、不眠や倦怠感、肩こり、頭痛、背部痛などの慢性的な過労による身体的な症状や、不安や焦燥感、過敏、抑うつ感などの精神的な症状を伴うこともあります。

　潰瘍の原因には、細菌やストレス、薬、喫煙などがあります。

　最近では、胃の中に生息しているヘリコバクター・ピロリ（*Helicobacter pylori*）菌が潰瘍に深く関係していることがわかっています。以前は、胃の中は強酸ですので、こ

こに細菌が生息するとは考えられませんでした。ところが、1983年に発見されたピロリ菌は、高濃度のアンモニアを産生することによって胃酸を中和して自身を守るという特殊な働きを持っているために、強酸の胃内でも生息できてしまうのです。

一般人のピロリ菌感染者は約66%といわれていますが、感染している人全員が潰瘍になるわけではありません。1995年の阪神・淡路大震災というライフイベントを経験することによって潰瘍の患者さんが急増したという事実からも、ストレスや生活習慣が潰瘍の発症に大きくかかわっていることがわかります。ただし、潰瘍の患者さんの92～97%の人はピロリ菌に感染していますので、ストレスが原因の潰瘍でも、もともとピロリ菌に感染して粘膜の抵抗力が弱っているところに、過度のストレスがかかることで発症すると考えられています。

潰瘍の原因となる薬としては、NSAIDsが挙げられます。

潰瘍になりやすい人には、几帳面、内向的、凝り性で、周りに気を遣い過ぎる（過剰適応しやすい）、我慢する（感情表現が少ない）といった性格傾向が見られます。

消化性潰瘍の治療では、潰瘍の治療とともに、ストレスが原因の場合には心の治療も行います。

潰瘍の治療は、攻撃因子の抑制（胃酸分泌抑制）と防御因子の増強（粘膜保護）が基本で、攻撃因子抑制薬のヒスタミンH_2受容体拮抗薬（H_2ブロッカー）やプロトンポンプ阻害薬（PPI）、防御因子増強薬を使い分けます。

潰瘍から出血していたり、胃に穴が開いている場合には、内視鏡で出血を止める「内視鏡下止血手術」を行うこともあります。
　ピロリ菌がいる場合には、プロトンポンプ阻害薬と抗生物質を併用する除菌療法を行うと、まず再発しないといわれています。プロトンポンプ阻害薬＋アモキシシリン＋クラリスロマイシンの「三剤療法」（7日間）といわれるものが、その第一選択とされています。
　ストレスが原因となっている潰瘍が治りにくい場合やいったん治っても再発を繰り返す場合には、心理療法と抗不安薬や抗うつ薬を用いる薬物療法を併用することがあります。心理療法では、カウンセリングや自律訓練法の指導が行われます。
　日常生活では、タバコの吸い過ぎ、やけ酒、どか食いなどは、一時的には気分が紛れストレス解消に役立ちますが、長期にわたってストレス状態が続くと、生活リズムが不規則になり、悪い生活習慣となって潰瘍の発症や増悪の原因ともなります。
　このようにストレスが原因となっているような場合には、ストレスを軽減していくことも大切です。それには、潰瘍が治るまで、仕事などは休んで、十分に休養することが望まれます。どうしても入院や自宅での休養ができない場合は、日常生活の中で心身を休める工夫をしましょう。基本は、過労を避け、十分に睡眠をとって、規則正しい生活をすることです。消化の良いものを食べ、胃腸の負担になる激辛料理や脂っこい料理なども避けます。また、ニコ

チンは潰瘍の再発や難治化と明らかな関連がありますので、潰瘍の予防には禁煙が必要です。
　胃・十二指腸潰瘍の人は、日ごろから相談相手をつくって、一人でくよくよ考えないで相談したり、自分の感情を表現する練習をするとよいでしょう。

引用・参考文献

1) 内閣府：平成20年度国民生活選好度調査結果の概要.
2) 厚生労働省：平成19年労働者健康状況調査結果の概況.
3) 平成16〜18年度厚生労働科学研究費補助金（こころの健康科学研究事業）「こころの健康についての疫学調査に関する研究」総合研究報告書（主任研究者　川上憲人）.
4) 山本晴義：ストレス教室. 新興医学出版社, 1996.
5) 河野友信, 石川俊男（編）：ストレス事典. 朝倉書店, 2005.
6) 大村　裕, 堀　哲郎：脳と免疫―脳と生体防衛系との関わりあい（ブレインサイエンス・シリーズ10）. 共立出版, 1995.
7) 高橋三郎, 大野　裕, 染矢俊幸（訳）：DSM-IV-TR精神疾患の分類と診断の手引. 医学書院, 2003.
8) 厚生労働省：平成17年患者調査の概況.
9) 平成14年度厚生労働科学研究費補助金（厚生労働科学特別研究事業）「心の健康問題と対策基盤の実態に関する研究」総括研究報告書（主任研究者　川上憲人）.
10) バーンズD：いやな気分よ、さようなら―自分で学ぶ「抑うつ」克服法. 星和書店, 2005.
11) 笠原　嘉：軽症うつ病―「ゆううつ」の精神病理. 講談社, 1996.

12) 山本晴義：ビジネスマンの心の病気がわかる本．講談社，2007．
13) 野村総一郎：うつ病を治す．講談社，2004．
14) 野村総一郎：もう「うつ」にはなりたくない．星和書店，1996．
15) 大野　裕：「うつ」を治す．PHP 研究所，2000．
16) 笠原　嘉：不安の病理．岩波書店，1981．
17) 浜垣誠司，高木俊介，漆原良和，他：自己記入式 Yale-Brown 強迫観念・強迫行為尺度（Y-BOCS）日本語版の作成とその検討．精神神経学雑誌．101 (2)：152-168，1999．
18) 丹野義彦：エビデンス臨床心理学―認知行動理論の最前線．日本評論社，2001．
19) 大野　裕：不安症を治す―対人不安・パフォーマンス恐怖にもう苦しまない．幻冬社，2007．
20) 貝谷久宣：対人恐怖．講談社，2002．

著者紹介
桃谷裕子

横浜労災病院勤労者メンタルヘルスセンター　臨床心理士

1983年東京薬科大学薬学部卒業、萬有製薬(株)、NTT関東通信病院（現・NTT東日本関東病院）の薬剤師、ソネット・エムスリー(株)の管理職などを経験した後、駒澤大学大学院人文科学研究科心理学修士課程修了、現在に至る。神奈川大学教職員カウンセラー、公的機関や企業のメンタルヘルス研修講師も務める。
著書：「メンタルサポート教室～ストレス病の予防と治療のためのアプローチ～」（新興医学出版社）

山本晴義

横浜労災病院勤労者メンタルヘルスセンター長

1948年　東京生まれ。1972年　東北大学医学部卒業。
1991年　横浜労災病院心療内科部長に。2001年より現職。医学博士。
神奈川産業保健推進センター相談員、日本医師会認定産業医、文京学院大学講師、神奈川県立保健福祉大学講師。
主な著書：「ストレス教室」（新興医学出版社）、「ストレス一日決算主義」（NHK出版）、「ビジネスマンの心の病気がわかる本」（講談社）、「働く人のメンタルヘルス教室」（新興医学出版社）など。

©2010　　　　　　　　　第1版発行　　　　平成22年1月15日

心とからだの健康教室
～ストレスと病気のガイドブック～

（定価はカバーに表示してあります）

検印省略	著者	桃谷裕子　山本晴義

発行者　　　　　　　　　　服部治夫
発行所　　　**株式会社　新興医学出版社**
〒113-0033　東京都文京区本郷6丁目26番8号
電話 03(3816)2853　FAX 03(3816)2895

印刷　大日本法令印刷株式会社　ISBN 978-4-88002-170-6　郵便振替　00120-8-191625

- 本書の複製権・上映権・譲渡権　公衆送信権（送信可能化権を含む）は株式会社新興医学出版社が保有します。
- **JCOPY**〈(社) 出版者著作権管理機構 委託出版物〉
本書の無断複写は著作権法上での例外を除き禁じられています。複写される場合は、そのつど事前に、(社)出版者著作権管理機構（電話 03-3513-6969、FAX 03-3513-6979、e-mail : info@jcopy.or.jp）の許諾を得てください。